내 몸을 살리는
생활 속의 웰빙 항암 식품

이승남 지음

가림출판사

책머리에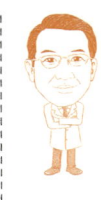

　의과대학을 졸업한 지도 만 22년이 지났다. 주마등같이 흘러간 22년간의 의사생활이었지만, 지금도 다시 태어난다면 되고 싶은 것 중의 하나가 바로 의사이다. 그리고 또 다른 하나는 요리사이다. 좀 특이하다고 생각할 수도 있겠지만 이 두 직업은 몇 가지 공통점을 가지고 있다. 인간의 건강을 위해 일한다는 점이 그렇고 일종의 종합 예술이라는 점에서도 그렇다. 요리사가 하나의 재료만으로는 진정한 맛과 영양을 낼 수 없듯, 의사 역시 병 자체만을 치료하려 든다면 장님 코끼리 다리 만지는 격이 될 것이다. 환자의 가족, 음식, 경제력, 정신적인 상태, 영양상태, 운동, 취미생활 등 모든 상황을 종합해서 그에 합당한 치료를 하는 것이 중요하다. 이 가운데 하나라도 균형을 잃으면 우리 몸의 면역력이 떨어지게 되고 병에 걸리게 되기 때문이다.

　필자가 음식과 생활습관에 큰 관심을 갖게 된 것은 의사가 되고 난 후 10년쯤 지났을 무렵이었다. 왜 건강했던 사람들에게 병이 생기는 걸까 하는 의구심을 갖게 되었다. 특히 말기 암 환자처럼 건강하게 살다가 병을 앓고 또 고혈압, 당뇨, 비만 등의 성인병 환자처럼 평생 동안 약을 먹어야 하는 환자들을 볼 때마다 이런 의구심은 더 깊어만 갔다.

　태어날 때는 아무런 병이 없던 인체가 왜 점점 자라면서 갖은 질병이나 암에 걸리는 걸까? 광우병, 조류독감, 사스 등은 문명의 발달이 원인인 사실을 알면서도 딱히 치료법을 찾지 못하고 있다. 이처럼 의학과 과학이 발달할수록 더욱 더 무서운 질병이 나타나는 것은 무슨 뜻일까? 자연을 파괴하면서까지, 짧은 시간 동안 대량으로 소나 닭을 키우는 것이 과연 인류의 건강과 행복에 도움이 될까?

말기 암 환자들은 치료를 위해 종합병원에 보내도 얼마 후 다시 필자를 찾아오곤 했다. 큰 병원에서 딱히 치료해 줄 것이 없다며 "그냥 편하게 지내세요."라는 말을 들었다는 것이다. 이런 환자들의 고통을 조금이라도 덜어 주고자 시작한 것이 전인의학(Holistic Medicine) 또는 대체의학(Alternative Medicine)에 공부였고, 이것은 자연스레 자연치유력과 음식에 대한 관심으로 이어졌다.

　나이가 들어 사망하게 되는 원인 중에서 암이 차지하는 비율은 무려 25%나 된다. 그러나 필자가 10년 동안 주치의를 한 나이든 환자들은 암에 걸리는 경우가 일반적 통계보다 훨씬 낮다. 비법은 별다른 것이 아니다. 비만을 치료하고 식이요법과 식생활습관의 변화를 유도해 비만은 물론 다른 질병까지 예방해 온 것이다. 즉 환자 스스로 생활 속에서 나름대로의 건강법과 생활습관을 터득하게 한 것이다.

　웰빙(well-being)이란 그저 잘사는 것이 아니다. 몸과 마음, 그리고 주변까지 모두 건강해야 한다. 즉 well-beng health, well-being mind, well-being family를 모두 아우르는 것이어야 한다. 어렵게 생각할 것 없다. 제대로 짜여진 식단과 식품을 이용한다면 소화기 암의 30% 이상을 미리 예방할 수 있다. 다른 질병 또한 마찬가지이다. 식단과 생활습관이 건강하다면 하루 하루의 삶 또한 건강하고 행복해질 것이다.

　이 책에는 필자가 10년 이상 꾸준히 관심을 갖고 공부한 내용을 담았다. 건강한 식생활습관이 암 예방과 건강한 생활에 얼마나 도움이 되는지를 이 책에 밝히면서 부디 이 책이 보다 많은 사람들에게 읽혀 암을 예방하고 건강한 생활을 도모하는데 도움이 되기를 바란다.

2004년 7월

CONTENTS 차례

책머리에 ••• 7

CHAPTER 01

유행어가 아니다

01_암이란 무엇인가? ••• 20

02_웰빙이란 무엇인가? ••• 23

CHAPTER 02

암, 제대로 알자

01_암, 왜 생기나?(발병원인) ••• 28
    활성산소 ••• 29
    스트레스 ••• 30
    호르몬 ••• 34
    중금속과 미네랄 ••• 44

02_발암물질 ●●●**49**
　　음식 속의 발암물질 ●●●**50**
　　생활 속의 발암물질 ●●●**54**

03_엄마가 암이래요, 그럼 나도?(암은 유전된다) ●●●**60**

04_한국인이 많이 걸리는 암 ●●●**66**
　　암, 왜 계속 증가하나? ●●●**67**
　　한국인이 잘 걸리는 암 ●●●**69**
　　남성들이 암에 더 잘 걸린다 ●●●**70**
　　암도 남녀유별 ●●●**72**
　　선진국형 암 급증 – 유방암, 전립선암, 대장암 ●●●**73**
　　55세 이후부터 암 정기 검진 받아야 ●●●**74**
　　암 유병률과 생존율 ●●●**75**
　　서울 사람은 대장암, 부산 사람은 간암 ●●●**77**

05_암도 징후를 보인다 ●●●**78**
　　위 암 ●●●**79**
　　식도암 ●●●**79**
　　유방암 ●●●**80**
　　후두암 ●●●**80**
　　폐 암 ●●●**80**
　　임파선암 ●●●**82**
　　간 암 ●●●**82**
　　담도암 ●●●**82**
　　췌장암 ●●●**82**
　　대장암 ●●●**83**
　　전립선암 ●●●**83**
　　신장암 · 방광암 ●●●**83**
　　구강암 ●●●**84**
　　피부암 ●●●**84**
　　자궁경부암 ●●●**84**
　　자궁내막암 ●●●**85**
　　난소암 ●●●**85**

　　　　갑상선암 ••• 85
　　　　백혈병 ••• 86

06_암, 일찍 발견하면 고친다 ••• 88

07_현대의학에서 암을 치료하는 방법 ••• 93
　　　　수술요법 ••• 93
　　　　항암화학요법 ••• 96
　　　　방사선요법 ••• 100
　　　　호르몬요법 ••• 101
　　　　유전자치료법 ••• 102
　　　　조혈모세포 ••• 103
　　　　온열요법 ••• 104
　　　　생물학적 치료 ••• 106

08_생활 속에서 암을 잡는다 ••• 110
　　　　웃어라, 세상이 너와 함께 웃을 것이다 ••• 114
　　　　신나게 놀아보자 ••• 115
　　　　잊는 것이 보약 ••• 122
　　　　물 마시는 법을 새로 배우자 ••• 122

CHAPTER 03

웰빙, 제대로 알자

01_웰빙은 자연의 힘이며 생명의 힘이다 ••• 128
　　　　자연치유력 ••• 129
　　　　면역 ••• 134

02_비타민과 미네랄로 지키는 건강법 ••• 137

03_**암환자의 생활습관** ••• **140**
    마음의 안정을 찾자 ••• **140**
    운동은 지치지 않을 정도로 해보자 ••• **141**
    모든 일에 감사하라 ••• **142**
    꼭꼭 씹어 먹어라 ••• **143**

CHAPTER **04**

항암식품, 알고 먹자

01_**먹어서 암을 예방한다** ••• **148**
    눈으로 즐기고 몸으로 되새기고
    - 색이 고운 과일과 야채가 몸에 더 좋은 이유 ••• **150**
    물을 하루에 1.5ℓ 이상 마시면 암 예방에 효과가 있다 ••• **155**

02_**먹어서 치료하는 암** ••• **157**
    항암효과가 뛰어난 먹거리들 ••• **159**

03_**암, 먹어야 이긴다** ••• **161**
    암환자가 지켜야 할 식사규칙 ••• **163**
    암환자의 특수 영양요법 ••• **163**
    먹으면 안 되는 음식·먹어도 되는 음식 ••• **165**

CHAPTER 05

암에 따라 맞춤식품으로 치료한다

01_현대인의 적, 4대암과 항암식품 ••• 170
위 암 ••• 170
폐 암 ••• 175
간 암 ••• 179
대장암 ••• 182

02_성별에 따라 다른 암과 항암식품 ••• 185
전립선암 ••• 185
자궁경부암 ••• 186
난소암 ••• 188
유방암 ••• 189

03_설마 내게? 희귀암과 항암식품 ••• 191
방광암 ••• 192
백혈병 ••• 192
췌장암 · 담도암 ••• 193
갑상선암 ••• 194

부록

01_암을 예방하는 요리법 ••• 198
발암물질을 없앤다 ••• 198
소금을 적게 먹는다 ••• 199
지방은 적게 먹어야 한다 ••• 201
식이섬유를 많이 먹는다 ••• 203
항암효과를 높이기 위해서는 항암성분을 지켜라 ••• 204
바른 식사법이 암을 예방한다 ••• 205

02_건강식품 ••• 207
아베마르(밀눈 밀겨) ••• 208
D-12(버섯추출물) ••• 209
청 즙 ••• 210
쥬와르 티 ••• 212

03_비타민 ••• 213
지용성 비타민 ••• 214
수용성 비타민 ••• 217

04_미네랄 ••• 222

05_혈액형별로 좋은 식품, 나쁜 식품 ••• 231

anti-cancer

CHAPTER 01

유행어가 아니다

지난해 건강과 관련된 가장 큰 이슈는 무엇일까? 사스, 광우병, 샴쌍둥이 등 여러 가지가 떠오르지만 1년 내내 일간지 건강 면에 가장 많이 등장했던 기사는 아마도 '암'과 '웰빙'일 것이다. 비단 신문뿐만이 아니다. TV, 월간지, 심지어는 신문 사이에 끼워져 각 가정에 배달되는 광고 전단지에서조차 '암 예방 특효', '웰빙 라이프를 위한 필수' 등의 카피로 무장한 식품이나 헬스클럽 광고 등을 접할 수 있다. 마치 유행어처럼 곳곳에서 암 또는 웰빙에 관한 정보가 쏟아지고 있다.

가히 그럴 만도 하다. 과거에는 사형선고와 다를 바 없었던 암 선고를 받은 사람들을 주변에서 어렵지 않게 찾아볼 수 있다. 우리 국민 중 누구라도 암을 비롯한 질병에서 예외일 수 없다. 이를 반영이라도 하듯 국가는 조기 암 검진 프로그램을 마련하고, 의사(의사협회나 대학병원)들은 언론사와 함께 암 예방 캠페인을 끊임없이 펼치고 있다.

문명이 발달하고 경제수준이 높아질수록 보다 건강하게, 보다 행복하게 살고자 하는 인간의 욕구는 높아만 간다. 건강한 삶, 행복한 삶을 향한 사람들의 욕구는 직업이나 사회적 지위, 재산을 가리지 않는다. 보다 잘먹고 잘 살고 건강한 삶을 도모하는 마음, 이를 한 단어로 표현한 것이 웰빙이라 할 수 있다. '암'이 건강과 삶의 질을 위협하는 존재라면 '웰빙'은 이에 대항해 건강과 행복한 삶을 꾸리게 해주는 지름길이 될 수 있다.

암을 예방하고 웰빙한 삶—말 그대로 잘살기 위한 삶—을 위한 수많은 방법들이 곳곳에서 제시되고 있다. 가진 것 없는 이를 서럽게 하는 값비싼 방법에서부터 누구나 실천할 수 있는 손쉬운 방법까지, 소비욕구를 자극하는 웰빙법부터 간단하게 건강을 도모할 수 있는 방법까지 가지각색이다.

그러나 곰곰이 생각해보자. 암이 무엇인지, 웰빙이 무엇인지 제대로 알고 있는가. 섣불리 제시된 방법들을 따라 하고 있는 것은 아닌지. 진정한 웰빙 라이프는 건강에 대한 올바른 정보와 실천에서 시작된다.

01

ANTI-CANCER

암이란 무엇인가?

　　암은 일종의 혹이다. 우리 몸에 생기는 혹에는 두 가지 종류가 있다. 몸 안에 생기는 사마귀나 여드름 정도로 여겨지는 양성종양과 무서운 암인 악성종양으로 나뉜다. 암은 생명에 큰 영향을 미치지 않는 양성종양과는 달리 두 가지 특징을 지닌다. 바로 '무한증식'과 '전이'이다.

　　정자와 난자가 만나 만들어진 수정란이라는 단 하나의 세포에서 출발한 인체는 성인이 되면 무려 60조 개의 세포를 갖게 된다. 인체를 구성하는 각각의 세포들은 끊임없이 분화와 증식을 거듭하지만 기능을 다한 세포는 알아서 죽기 때문에 언제나 일정한 수를 유지한다. 그러나 세포의 돌연변이인 암세포는 정상세포보다 빠른 속도로 분화·증식하거나 죽지 않고 무한정 늘어난다. 암세포는 스스로 혈관을 만들어 산소와 영양분을 공급받으며, 혈액과 림프를 타고 여러 장기로 옮겨다니며 점차 세력을 넓힌다. 이를 전이(轉移)라고 한다.

　　2007년도 최근에 밝혀진 바에 의하면, 4기에 관계없이 일단 암이 생기면 암세포가 골수 속에 전이되어 숨어 있다가 몇 개월이나 몇 년 후에 암을 다시 일으킨다. 따라서, 현재 다른 부위에 전이된 암 병변이 없다고 해서 절대 안심해서는 안 되고, 면역 증가 요법이 꼭 필요하다.

암은 근대에 새롭게 생겨난 병이 아니다.

암은 인류가 출현하기 이전부터 존재했다. 1억 4000만 년 전에 살던 육식공룡 알로사우루스의 뼈에 생긴 암이 화석의 형태로 발견되었으며 기원전 2000~3000년 이집트의 미라에서도 암이 발견되었다.

암(癌)의 영어이름은 cancer이다. 또 다른 이름으로 crab, 즉 게라고 불린다. 게가 커다란 집게발로 어떤 물건을 물면 꽉 붙잡고 자신의 집게발이 잘라지기 전까지는 절대 놓치지 않듯, 암이란 병 역시 인간에게 한 번 발생하면 절대 놓지 않고 끝까지 괴롭히기 때문이다.

따라서 암은 이미 병이 생긴 후 치료하는 것보다도 예방을 하는 것이 무엇보다 중요하다. 그러자면 우선 암에 대해 제대로 알아야 한다. 암은 '유전적 질환'이라고 말할 수 있다. 인체에는 '암 유발 유전자'와 '암 억제 유전자'가 공존한다. 정상세포가 여러 가지 발암원인(과식이나 폭식 같은 잘못된 생활습관이나 스트레스·흡연·음주·공해 등)에 노출되면 돌연변이가 생기고, 유전자 돌연변이가 거듭되면 암세포로 변한다. 정상세포가 암세포로 변화하기까지는 적어도 6개 이상의 유전자에 돌연변이가 발생한다. 또한 모든 사람의 몸에서는 매일 최소한 100개에서 6000개 가량의 암세포가 생겨난다. 하지만 암세포가 생겼다고 해서 모두가 다 암이 되는 것은 아니다. 암 억제 유전자가 제 몫을 발휘하기 때문이다.

암 유발 유전자와 암 억제 유전자 사이의 균형이 깨지면 암이 생기는 것이다. 이 천부적인 균형을 잘 유지하려면 타고난 자연치유력과 면역력을 유지하는 것이 무엇보다 중요하다. 어떤 사람은 암에 걸리는데 어떤 사람은 암에 걸리지 않는 것은 바로 이 면역력의 차이 때문이다. 인체의 정상적인 면역기능은 몸 안에서 만들어지는 종양세포 1000만 개까지는 파괴할 능력을 가지고 있다.

암을 일으킨 돌연변이 유전자는 자손에게도 이어진다. 유방암과 대장암과 같은 몇 가지 암이 강한 유전경향을 보이는 것은 이 때문이다. 따라서 가족 중 암 환자가 있다면 나머지 가족들도 유전자 검사를 받아보는 것이 좋다. 검사를 통해 암이 발생할 확률이 얼마나 높은지 알고, 식생활습관 교정과 면역증강을 통해서 최대한 발병률을 줄이는 것이 중요하다. 타고난 유전자를 바꿀 수는 없지만 최선을 다해 예방할 수는 있기 때문이다.

대부분의 암은 평소의 생활습관과 스트레스를 줄임으로써 30% 이상 예방할 수 있다. 특히 소화기암이 그렇다. 위장관에 생기는 소화기암은 식생활습관만 잘 교정해도 최소한 30% 이상 예방할 수 있다.

과도한 스트레스는 면역력을 떨어뜨려 암 발생의 가장 주요한 요인이 된다.

암은 치료 후 5년 이내에 재발이 없으면 어느 정도 안심할 수 있는데, 이것을 5년 생존율(5 year survival rate)이라고 부른다. 이 말은 5년간 얼마나 많은 사람들이 살아남았느냐 하는 것이지 절대 완치되었다는 것이 아니다. 10년 생존율도 마찬가지로 10년간 살아남은 비율을 얘기하는 것이지 완치율은 아니다.

즉 암은 일단 발생하면 치료가 잘되었다 하더라도 평생 동안 스스로 생활습관과 식생활습관을 교정하고 꾸준한 운동과 면역증강을 통해서 평생 관리해야 하는 것이다. 이 중 면역증강이 가장 중요한 요소임을 잊지 말아야겠다.

02

웰빙이란 무엇인가?

웰빙(well-being)이란 몸과 마음의 건강을 동시에 추구하는 것이다. 흔히 말하는 웰빙족들은 건강을 위해 시간과 돈을 아낌없이 투자한다. 그러나 단순히 잘먹고 잘살자는 것만을 의미하는 것은 아니다.

좋은 차, 비싼 음식, 큰집에 산다고 웰빙일까? 새로 지은 큰집에 살면서 독소를 뿜는 마루나 도배지 속에 파묻혀 산다면 아토피 피부염을 유발하는 물질과 다른 발암물질을 안고 사는 것과 다름없다. 진정한 웰빙은 자기 몸에 대한 관심이다. 삶의 질을 높여 보다 만족한 삶을 살고자 하는 것이 바로 웰빙이다. 따라서 진정한 웰빙은 정신적, 신체적, 경제적인 면을 모두 포함해야 한다.

'정신적 웰빙' 이란 여유를 갖고 편안한 마음으로 생활하는 것이다. 그게 어디 말처럼 쉽냐며 반문하겠지만 그리 어렵지도 않다. 사무실이나 집안에 자그마한 화분이나 어항을 두고 잠시 바라보는 여유가 바로 정신적 웰빙이다. 필자의 진료실에는 두 아들의 두 살 때 사진과 일곱 살 때 사진이 있다. 환자를 진료하면서 드나드는 짬짬이 그 사진들을 바라보며 잠시 웃음을 머금는다. 이처럼 자기 나름대로 잠깐씩 여유를 갖는 마음이 정신건강에 무엇보다 큰 도움이 된다.

'신체적 웰빙'은 운동을 하는 것이다. 많은 사람들이 운동을 하겠다며 값비싼 헬스클럽에 등록을 하고는 시간이 없어 헬스클럽에 가지 못한다고 한탄한다. 결국 운동은 못 하고 돈만 아깝다는 생각 때문에 스트레스만 이중으로 받게 된다. 이런 것은 웰빙이 아니라 오히려 배드빙(bad being)에 가깝다. 필자가 가장 많이 받는 질문 중 하나가 바로 "도대체 원장님은 언제 운동을 하세요."이다. 실제로 일요일에 잠깐을 빼고는 평소에 운동할 시간이 거의 없다. 그러나 시간부족이 곧 운동부족이 되지는 않는다. 생활 속에서 틈틈이 운동을 하기 때문이다. 언제나 남보다 큰 보폭으로 세 배 정도 빠르게 걸어다니고, 진료실 안에서는 환자에게 스트레칭 방법을 알려주면서 내 자신도 스트레칭을 한다. 그게 무슨 운동이냐 싶겠지만, 이처럼 평소에 하는 행동을 크게 움직이기만 해도 신진대사가 활발해져 몸의 순환이 좋아지고 면역력 증강에 큰 도움이 된다. 큰 보폭으로 빠르게 걷기는 특히 학생들에게 권하고 싶다. 버스나 지하철에서 내려서 집에 갈 때, 학교에서 교실로 갈 때까지 군인처럼 씩씩하게 걷는다면 20~30분 정도의 운동효과를 얻을 수 있고 면역력 증가와 더불어 두뇌발달에도 큰 도움이 된다. "시간이 없어요."라며 푸념만 할 것이 아니라 없는 시간도 쪼개는 빨리빨리 시대에는 시간을 어떻게 활용하느냐 하는 것이 가장 중요하다.

'경제적 웰빙'이란 자신의 경제능력에 맞는 운동 또는 건강식품을 선택하는 것이다. 아주 비싼 산삼을 모두가 먹을 수 있는 것은 아니다. 하지만 유기농 식품을 먹는 것 정도는 누구나 실천할 수 있다. 유기농 식품마저 진짜일까 의심된다면 직접 키워 먹는 것도 좋은 방법이다. 집안에서 깻잎이나 상추를 키워 먹거나, 수경재배로 스프라우트(식물의 싹)를 키워서 먹는다면 돈도 별로 안 들고 비료나 농약을 치지 않았으므로 안심할 수 있다. 또한 야채를 키우는 동안 정신적인 안정도 얻을 수 있어 일석이조가 된다.

이렇듯 진정한 웰빙은 내가 만족하는 삶, 내가 행복한 삶을 살아가는 것이다. 끊임없이 타인과 자신을 비교하며 남이 보기에 행복한 삶을 살려고 하는 것은 웰빙이 아니라 과시일 뿐이다. 이런 삶을 사는 사람들은 다 갖춘 듯 보여도 어느 부분에서는 상대적 박탈감에 시달리게 된다. 자신의 능력과 생활방식에 맞는 스스로 만족하는 삶이 진정한 웰빙이다.

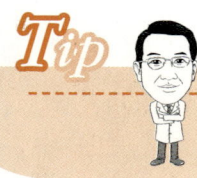

스프라우트란?

콩나물을 기르듯 수경재배로 식물의 싹을 키우는 것이다. 브로콜리, 클로버, 앨팰퍼 등의 종자를 스프라우트 발아기에 뿌린 후 하루에 1분 정도 물을 주면 어린 싹이 돋아난다. 어린 싹에는 식물의 영양분이 고스란히 들어 있으므로 이를 먹는 것은 건강에 상당히 이롭다. 예를 들어서 앨팰퍼 스프라우트는 많은 양의 사포닌을 가지고 있어 체내 콜레스테롤을 감소시키고 동맥경화와 심장질환을 예방하는 효능이 있다. 또한 비타민, 미네랄, 단백질 등이 풍부하고 엽록소가 많이 들어 있어 해독작용을 하며 신진대사에 활력을 많이 준다. 하지만 한꺼번에 너무 많은 새싹 채소를 섭취하면 장염을 일으킬 수 있으므로, 매일 꾸준히 조금씩 먹는 것이 좋다.

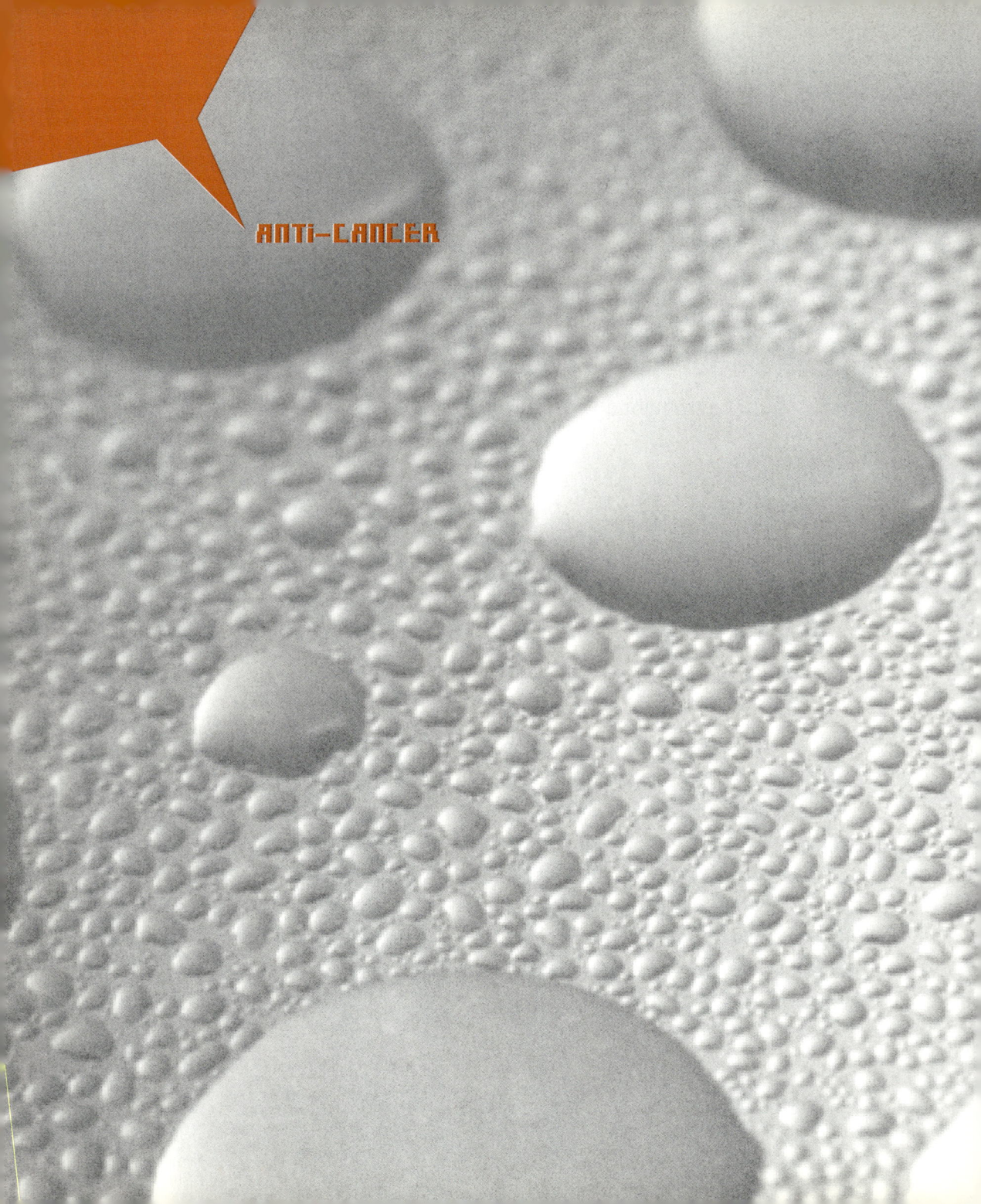

Anti-Cancer

CHAPTER **02**

암, 제대로 알자

01

암, 왜 생기나? (발병원인)

　만일 당신이 암에 걸렸다는 진단을 받는다면? 많은 이들이 암=사형선고라 생각한다. 그래서 처음에는 그 사실을 인정하지 못하고 '왜 하필 내가? 내가 뭘 잘못했기에?' 라며 분노를 느낀다. 그러다 왜 암에 걸렸는지 곰곰이 생각하게 되고 암이 무엇인지 이해하려 노력한다. 혹 가족 중에 누가 암에 걸리지는 않았는지, 발암물질에 자주 노출되었거나 평소 생활습관이 잘못 되지는 않았는지 많은 것을 생각하게 된다. 이미 암 선고를 받았든, 암을 예방하려는 사람이든 이 단계가 무척 중요하다. 암이 무엇인지 정확히 알아야 치료도, 예방도 할 수 있다. 일찍이 손자가 말했던 '지피지기 백전백승(知彼知己 百戰百勝)'은 건강한 삶을 위해서도 최고의 병법이자 전술인 셈이다.

　발암물질과의 접촉을 제외하고 암이 생기는 가장 큰 이유는 활성산소와 스트레스, 그리고 호르몬 이상이다. 같은 조건에서 이 세 가지에 큰 변화가 있으면 암이 발생하기 쉽다. 반대로 이 세 가지만 잘 조절해도 암을 예방할 수 있다.

활성산소 ◀◀◀

공기 중에 오래 노출된 못은 녹이 슬어 결국에는 붉은 쇳가루가 되고 만다. 이처럼 물질이 공기 중의 산소와 만나 부식되는 것을 산화라고 하는데, 산화작용은 우리 몸에서도 일어난다. 우리 몸도 조금씩 녹이 스는 셈이다.

활성산소는 절대 피할 수 없다. 우리가 먹고 마시는 공기와 음식에서 발생하기 때문이다. 우리가 매순간 들이마신 공기의 75%는 섭취한 음식을 에너지로 만드는데 사용된다. 25% 정도가 활성산소로 변하는데, 이 중 20%는 슈퍼옥사이드 디스뮤타제(SOD : superoxide dismutase)나 카탈라아제(catalase)와 같은 활성산소 제거효소에 의해서 제거된다. 나머지 5%는 인체에 침입한 바이러스나 박테리아를 박멸하는데 도움이 된다. 그러나 태어날 때부터 이 효소들이 적거나 나이가 들면서, 또는 병에 걸리면 활성산소 제거효소의 작용이 떨어진다. 또한 색이 강한(color hood) 야채나 과일을 꾸준히 먹지 않으면 나이에 상관없이 활성산소가 증가한다. 이런 이유로 잔류하는 활성산소가 많으면 세포나 DNA를 공격하게 된다.

산화의 주범은 활성산소로 인체의 모든 장기에 작용한다. 췌장의 베타세포에 해를 끼치면 당뇨병에 걸리고, 다른 장기의 세포나 DNA에 변형을 일으키게 되면 암도 유발할 수 있다. 노화를 앞당기는 것은 물론이고, 매끈매끈한 혈관 벽을 너덜거리게 만들어 심혈관질환의 원인이 되기도 한다. 너덜거리는 혈관벽에는 지방이 쌓이기 쉽고, 지방이 쌓인 혈관벽은 점차 두꺼워지고 탄력을 잃어 동맥경화증을 일으키고 이는 협심증이나 심근경색, 또는 중풍으로 발전할 수 있다. 피부에 햇빛이 닿으면 자외선이 피부에 활성산소를 자극하여 피부를 노화시키고, 주근깨와 기미를 증가시키며, 심지어 피부암도 일으킨다. 이처럼 활성산소는 우리 몸의 모든 부위에 해를 끼칠 수 있다. 2006년도에 '생로병사의 비밀'에서 활성산소와 암에 대해 2편이나 방영한 것도 이 때문이다.

따라서 활성산소를 많이 발생시키는 원인은 피하는 것이 바람직하다. 스트레스나 담배, 자외선, 대기오염 물질 등이 활성산소 발생의 원인이 된다. 과식도 활성산소를 발생시킨다. 필요 이상으로 많은 음식물을 처리하고 남는 칼로리를 보관하기 위해서는 더욱더 많은 산소가 필요하기 때문이다. 소식을 하는 사람이 장수하거나 노화가 더디게 진행되는 것은 바로 활성산소가 덜 발생하기 때문이다.

절대 피할 수 없는 활성산소인 만큼 활성산소를 제거하는 컬러풀한 야채나 과일, 항산화 건강식품을 꾸준히 섭취하는 것이 중요하다.

▶▶▶ 스트레스

연세 지긋한 어르신들은 "일이 없으면 늙는다."고 말씀하신다. 옳으신 말씀이다. 어떤 일을 할 때 우리는 적당히 긴장하고 스트레스도 받게 된다. 적정수준의 긴장과 스트레스는 교감신경을 자극해 활력을 불어넣고 능률을 높여준다. 이것은 커피를 한 잔 마신 것과 같은 효과를 얻을 수 있는 것이다. 하지만 스트레스가 지나치면 스트레스 호르몬이 많이 발생하고 결국 면역력 저하와 비만, 당뇨병, 고혈압 등과 같은 질병으로 이어진다.

사실 우리 몸에서는 매일 수백 수천 개의 암세포가 만들어지지만 암세포가 암으로 발전할 수 없도록 인체 고유의 면역기능이 막고 있다. 그러나 스트레스가 지나쳐 면역력이 떨어져 암세포를 억제하지 못하면 어느 순간 자라나 암이 되는 것이다.

스트레스를 없애 주는 것은 웃음과 즐거움이다. 1분 동안 큰소리로 웃으면 면역력이 50% 이상 증가하고, 100m 달리기를 한 것과 같은 효과를 내 신체의 순환에도 도움이 된다. 반대로 늘상 찡그리는 사람은 면역력이 떨어지게 된다.

미국의 한 대학에서 실험을 해보았다. 사람들을 두 그룹으로 나눠 한쪽 그룹은 하루종일 재미있는 코미디 영화를 보여주고, 다른 한 그룹은 우울한 영화만 보여주었다. 그리고 다음날 면역상태를 측정해 보았더니 코미디 영화를 본 그룹의 면역력이 훨씬 향상되어 있었다. 심한 경우 면역력이 최대 200배까지 차이가 났다. 이처럼 스트레스는 면역력과 관련이 깊으므로 항상 크게 웃고 스트레스를 잘 푸는 것은 암을 예방하는 효과 있는 방법 중의 하나이다.

스트레스를 푸는 방법은 개인의 취미나 성격에 따라 모두 다르지만 공통적으로 해볼 만한 것들이 몇 가지 있다.

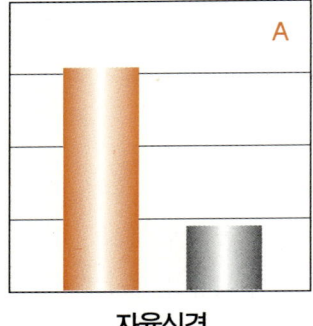
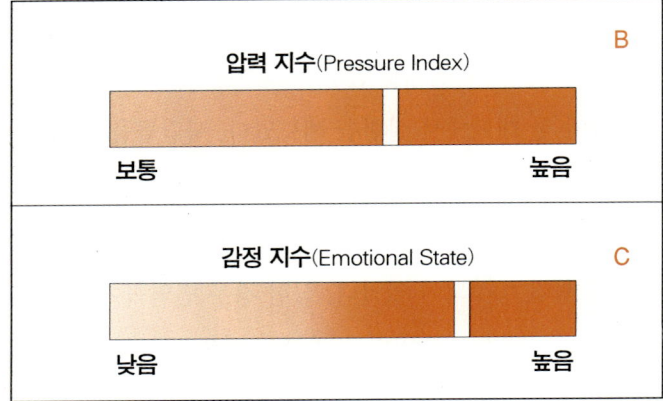

HRV(Heart race vanability) : 심박변이도

① 스트레스에 의한 인체반응을 자동 분석하여 자율신경계의 활동 및 균형을 알아보는 검사
② 교감신경과 부교감신경(자율신경의 두 부분)의 균형 상태를 통해서 신체의 스트레스 정도를 파악 - A
③ 교감신경이 과도하게 긴장되어 그래프가 올라간 경우 스트레스가 과도해져 면역력이 감소 - A
④ 신체적 스트레스가 지나친 경우 정신적 스트레스로 연결 - B
⑤ 감정이 격하게 올라간 상태가 지속되면 일종의 화병이 생겨 신체의 균형이 깨짐 - C

- 노래하며 춤추기
- 큰소리로 웃기
- 스트레칭이나 요가
- 달리기 또는 운동
- 친한 친구와 수다떨기
- 잊기(지난 잘못은 다시는 실수가 되풀이되지 않도록 잘못한 부분만 명심한 뒤 되도록 빨리 잊는 것이 건강에 좋다. 지난 일을 계속 생각하다보면 잠도 안 오고 이로 인해 신체 리듬이 깨져 면역력이 떨어지기 쉽다.)
- 충분한 비타민 C 공급(스트레스를 받거나 몸에 염증이 생기면 백혈구 내에 존재하는 비타민 C가 급격히 줄어든다. 이는 곧 백혈구의 기능이 떨어지는 것으로 면역력 저하로 이어진다. 따라서 비타민 C를 충분히 섭취해야 면역기능도 좋아진다. 음식으로 섭취하되 부족하다면 정제를 먹는다.)

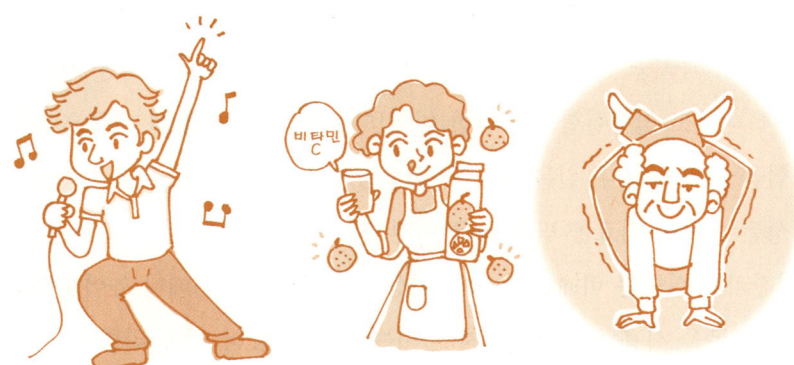

호르몬

　호르몬은 우리 몸을 일정한 상태로 유지해주는 중요한 물질이다. 그러나 무엇이든 지나치면 좋지 않은 법이다. 호르몬이 지나치게 분비되면 암의 원인이 될 수 있다. 비만의 경우가 그렇다. 살이 찌면 지방에서 여성호르몬의 활성화가 촉진되어 여성호르몬인 에스트로겐이 증가하고 이것은 유방암이나 대장암의 원인이 될 수 있다. 또한 비만은 성장호르몬 분비를 감소시켜서 면역력 저하를 불러오게 만든다.

　노화방지를 목적으로 사용하는 호르몬 대체요법 또한 주의해야 한다. 폐경기 여성들은 골다공증을 예방하고 안면홍조와 같은 폐경기 증상을 줄이기 위해 합성 여성호르몬 대체요법을 시행하는 경우 암이 생길 위험이 높아질 수 있다. 폐경기 증상 완화를 위해 여성호르몬 대체요법을 시행하는 경우 보통 에스트로겐과 프로게스틴 복합제제를 사용한다. 물론 폐경기 증상은 효과적으로 줄어든다. 하지만 인위적으로 호르몬을 투여하는 것인 만큼 위험부담도 감수해야 한다. 지난 2002년 미국 국립보건원(NIH)은 "에스트로겐-프로게스틴 병행요법을 장기간 계속할 경우 뇌졸중·심장마비·유방암 위험이 현저히 높아지는 등 득보다 실이 크다."며 대규모 임상실험을 중단한 바 있다. 한편 에스트로겐 단독요법은 난소암 위험을 크게 높인다. 같은 해 미국 국립암연구에서도 "에스트로겐 단독요법을 한 여성은 호르몬 치료를 받지 않은 여성에 비해 난소암 위험이 60% 높아지며, 복용기간과 위험도는 비례해서 20년 이상 복용한 여성은 3배나 높아진다."고 밝혔다. 호르몬을 사용하면서 술까지 마시는 경우에는 더 더욱 위험하다. 호르몬 대체요법을 하면서 하루 한 잔 이상의 술을 마신 여성은 유방암 위험이 2배로 높아진다는 연구결과가 2002년 미국 내과학보에 발표되기도 했다.

특히 유방암의 경우 유전이 잘되므로, 가족 중에 유방암 환자가 있거나 유방암 수술을 받은 경우에는 합성 여성호르몬을 복용하지 않아야 한다. 건강한 여성이 얼굴이 화끈거릴 정도로 열이 많이 나거나 땀이 많다면 의사의 지시하에 유방암 검사를 한 후 단기적으로 합성 여성호르몬을 사용하는 것은 괜찮다. 약 6개월에서 1년 동안은 큰 문제가 없기 때문이다. 하지만 안면홍조나 식은땀이 흐르는 증상이 없어지면 서서히 끊는 것이 좋다. 파이토 케미칼(phyto chemical : 식물성 화학물질)이 풍부한 콩이나 두부 등을 꾸준히 먹으면서 모자랄 경우에는 건강식품으로 호르몬을 보충하는 것도 좋은 방법이다.

남성의 경우 여성의 폐경기처럼 급작스럽게 노화가 진행되지는 않지만 일부에서는 여성에게 여성호르몬을 투여하듯 남성에게도 노화방지 목적으로 호르몬을 사용하는 경우가 있다. 이 경우 역시 의사의 지시하에 전립선암검사와 남성호르몬검사를 한 후에 사용하는 것이 안전하며, 전립선비대증이나 전립선암이 있는 경우에는 사용할 수 없다.

성호르몬이 아닌 성장호르몬의 경우 현재까지는 암을 유발한다는 뚜렷한 증거는 없다. 하지만 성장을 촉진하는 호르몬이기 때문에 미처 발견되지 않은 암이 있는 경우 호르몬 투여와 함께 암이 급격히 자랄 수 있다. 따라서 사용 전에 전립선암 지표검사(PSA)와 직장수지검사, 그리고 DR-70검사를 하여 조기 암이 있는지 반드시 확인해 보아야 한다.

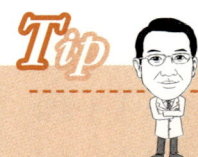

Tip 피 한 방울로 암을 찾아낸다?

검사원리

우리 몸에서 암이 발생하게 되면 암세포로부터 높은 비율의 단백질 효소와 플라즈미노겐 활성화 효소(섬유소 분해 관련 효소)가 생성된다. 이 중 단백효소는 섬유소를 만들어내고 이렇게 생성된 섬유소는 플라즈미노겐 활성화 효소의 작용으로 분해되어 섬유소 분해산물인 FDP(Fibrinogen Degradation Product : 섬유소 분해산물)를 만들어 낸다. 이렇게 발생하는 FDP의 양을 측정하는 것이 DR-70™의 기본 원리이다.

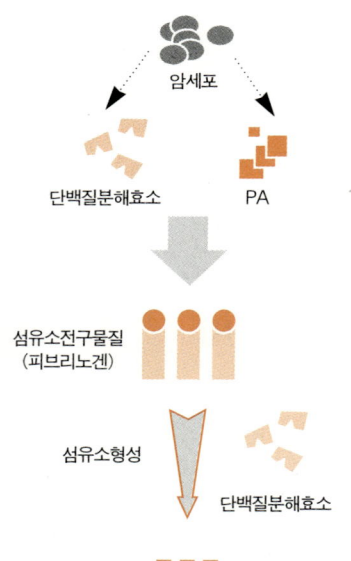

Step 1 암세포는 생장을 위해 단백질분해효소와 PA(플라즈미노겐 활성화 효소)를 분비한다.

Step 2 단백질분해효소의 작용에 의해 섬유소전구물질(혈액 속에 있으며 혈액응고에 관여하는 물질)이 섬유소로 변환된다.

Step 3 PA에 의해 활성화된 섬유소용해효소가 섬유소를 용해하여 분해산물(FDP)을 만들어 낸다.

Step 4 섬유소분해산물을 DR-70항체를 이용하여 측정한다.

DR-70™ 검사원리

DR-70 검사는?

① DR-70™는 폐암, 위암, 간암, 식도암, 결장암, 직장암, 췌장암, 유방암, 자궁암, 갑상선암, 난소암, 융모막암, 악성임파종 등 13가지 선암의 위험성을 수치로 나타내는 검사이다. 이 수치를 통하여 우리 몸의 암 발생 여부를 알아볼 수 있다.

② 연구에 의하면 선암에 해당하는 소화기암(위암, 식도암, 간암, 췌장암, 직장암, 결장암), 호흡기암(폐암), 생식기암(유방암, 자궁암, 융모막암), 내분비암(갑상선암), 혈액계암(악성임파종)의 검사로 용이하다. 선암이 아닌 유두종, 제한된 자궁경부암 및 유방 유관암 등의 예민도는 떨어진다.

③ 현재 미국[1], 독일[2], 중국[3]에서 이루어진 연구에 의하면 소화기암과 난소암을 조기에 선별하고 이미 진단된 암환자의 예후를 평가하는데 유용한 검사이다.

④ 암의 발생초기(stage0)에서 발견이 가능하다. 이미 진행되어 있는 암을 치료하는 것이 아니라 초기에 발생하는 암을 발견하여 조기에 치료가 가능하다는 점에서 예방적 의미가 크다.

⑤ 검사의 민감도(암환자가 양성으로 나오는 확률)는 83.5%, 특이도(정상인이 음성으로 나오는 확률)는 95%로 높은 정확성을 가지고 있다.

⑥ 다른 검사와 달리 DR-70™는 소량의 혈액 채취와 저렴한 비용으로 검사를 할 수 있다.

1. Wu, D., Zhou, X., et al., DR-70 immunoassay kit for cancer detection, 1998, Journal of Immunoassay 19:63-72
2. Anne Kerber, et al, The New DR-70 immunoassay is a reliable screening test for cancer of the gastrointestinal tract, 2003, American Gastroenterological Association, W1326
3. Lin Ding, et al., Application of tumor marker of DR-70 in the diagnosis of malignant tumors, 1999, Chongqing Medical Journal, Vol. 28, No. 28, No.5, 1-3

종양 표지자검사

피 속에는 수많은 적혈구·백혈구·혈소판만 있는 것이 아니다. 수많은 영양분과 노폐물, 산소, 호르몬, 그리고 세포들이 분비하는 많은 물질들이 공존한다. 그 중에는 '종양 표지자'도 존재한다.

종양 표지자는 쉽게 말해 암의 존재를 알려주는 물질이다. 다시 말해서 종양 표지자는 암이 자라는 과정에서 만들어지는 일종의 단백질로 유독 암세포에서만 분비되거나, 암세포가 특히 많이 분비하기 때문에 암을 찾는 단서가 된다. 아무 증상이 없는 일반 사람들이 피 속에 이 종양 표지자가 얼마나 있는지를 알면 고가의 MRI검사 또는 대장 내시경검사와 같이 고통을 감수해야 하는 불편한 검사 없이도 간단하게 암인지 아닌지를 진단하는데 어느 정도 도움을 줄 수 있다. 단, 암의 증상이 있는 경우에는 이 검사와 더불어 정확한 정밀검사가 필요하다.

진단뿐만 아니라 항암 치료가 어느 정도 효과를 거두고 있는지, 수술이나 기타 치료 후 혹시 암이 재발하거나 전이되지는 않았는지도 알 수 있다. 또한 각각의 암세포에서 어떤 물질이 분비되는지 추적할 수 있기 때문에 암세포만 찾아가 파괴할 수 있는 신약 개발에도 중요한 역할을 할 것으로 기대된다.

물론 아주 적은 양의 종양 표지자를 정확히 감별하는 것은 결코 쉽지 않은 일이다. 그래서 아직은 일반혈액검사에 비해 고가이며 결과를 알기까지 다소 시간이 걸린다. 하지만 나날이 기술이 발달하고 있어 측정시간과 비용이 갈수록 줄어들 전망이다. 종양 표지자검사 후 암이 의심되는 경우 보다 정확한 진단을 위해서 의사의 진찰 소견과 내시경, 방사선 촬영 등의 검사가 종합되어야 한다.

종양 표지자검사는 암이 있더라도 항상 양성으로 나타나는 것은 아니다. 또한 이 수치가 정상인에서도 암이 아닌 다른 병으로 인해 약간 올라가는 경우가 있다. 따라서 두 배 이상 올라갈 경우에는 꼭 정밀검사를 받아야 하며 정상보다 약간 올라간 경우에는 한 달이나 두 달 뒤 다시 한번 종양 표지자검사를 해보는 것이 좋다.

AFP(alpha-fetoprotein) 〈 15ng/ml
간암, 고환암, 난소암

알파 태아성 단백. 간암뿐 아니라 다른 암이 간으로 전이될 때도 수치가 올라간다. 만성 간염이나 간경변증 환자에서 AFP가 계속 상승하면 간암으로 변한 것이 의심된다.

CEA(carcinoembryonic antigen) 〈 5ng/ml
췌장암, 대장암, 위암, 폐암, 유방암 등

암 배아성 항원. 전이성 암을 찾는데 탁월한 효과가 있다. 전이성 대장암 환자의 80%에서 수치가 상승하며 전이성 유방암 환자의 100%에서 CEA 수치가 높아진다. 재발과 전이를 진단해 암환자의 생존기간을 늘리는데 도움이 된다.

CA19-9(carbohydrate antigen 19-9) 〈 38ng/ml
위장관암, 대장암, 췌장암, 간암, 담도암

당쇄항원 19-9. 췌장암과 담도암의 경우 70~100%의 민감도를 보인다. 위암이나 대장암은 간에 전이된 경우에 CA 19-9가 상승한다.

SCC항원(squamous cell carcinoma antigen) 〈 1.5ng/ml
식도암, 폐암, 자궁경부암 등 각종 장기의 편평상피암

편평상피암 항원. 치료 도중 2회 이상 연속 측정했을 때 증가하는 경향을 보이거나 5ng/ml 이상인 경우 재발 가능성이 높다.

TPA(tissue polypeptide antigen) 〈 110U/L
식도를 제외한 소화기암, 폐암, 전립선암, 난소암

조직 폴리펩타이드 항원. 거의 모든 암조직에서 공통적으로 나타나는 단백질이다. 식도를 제외한 소화기암, 폐암, 전립선암, 난소암 등에서 약 70%의 양성률을 보인다. 암 치료효과를 판정하고 수술 후 재발을 감시하기 위해 검사한다.

PSA(prostate specofic antigen) 〈 4.0ng/ml
전립선암

전립선 특이항원. 수술 후 전립선암이 재발하는 경우 거의 모든 환자에서 PSA가 증가한다.

CA125 〈 36.0ng/ml
난소암, 자궁암, 간암

상피성 난소암의 항원성 물질로 난소암 환자의 80~90%에서 증가한다. 난소암 크기가 커질수록 CA125도 증가하는데, 암 초기에도 높은 것이 특징이다. 유방암, 자궁내막암, 대장암에서도 증가한다. 난소암 수술 후 경과를 관찰하는데 유용하다.

CA15-3 〈 38.0ng/ml
유방암

전이성 유방암에서 검출되는 항원으로 유방암이 재발하거나 전이된 환자의 70~80%에서 고농도로 증가한다. 유방암 재발 환자의 2/3에서 다른 임상 소견보다 혈중 CA15-3 상승이 2~9개월 먼저 나타나므로 수술 후 정기적으로 검사하면 재발을 미리 예측할 수 있다.

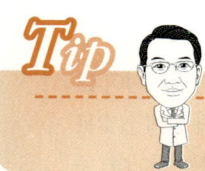

암에 걸리기 쉬운 사람

지난해 여름 KBS 2TV 〔세상의 아침〕에서 장수비법에 관한 기획물(2003. 8. 25. ~ 29.)을 방영했고, 그 때 필자가 출연하여 나레이션과 인터뷰를 하였다. 그 때 장수하는 직업 통계를 발표했는데 그 면면을 살펴보면 꽤나 재미있다.

장수하는 직업 1위는 종교인으로 지나친 욕심이나 스트레스 없이 규칙적인 종교활동을 하며 자신의 신념에 따른 만족감이나 성취도가 높기 때문에 가장 오래 사는 것 같다. 2위는 연예인과 정치인으로 자신의 끼를 맘껏 발산하거나 자신이 하고 싶은 말을 대중 앞에서 큰 소리로 터놓고 할 수 있고 경제적으로 부유한 편이므로 일반서민보다는 남의 눈치를 덜 보기 때문에 스트레스가 덜 쌓이기 때문이 아닐까 싶다.

가장 재미있는 것은 기자나 PD, 작가 등 언론인이 꼴찌라는 점이다. 정해진 마감시간에 맞춰 어떤 결과물을 내야 한다는 것은 문외한이 생각해도 스트레스가 아닐 수 없다. 더욱이 생방송이라도 맡았다고 가정해보자. 광고나 다른 프로그램과도 시간을 맞춰야 하므로 항상 5초, 10초 단위로 신경을 쓸 수밖에 없다. 방송작가들의 경우 밤샘이 많은 불규칙한 생활을 하기 일쑤인데, 이 모든 것은 엄청난 스트레스를 유발해 면역력을 떨어뜨린다. 불규칙한 생활이 폭식이나 야간식이증후군을 부르고 이는 곧 비만이나 고혈압, 당뇨 등으로 이어진다. 이처럼 면역력이 떨어진 경우는 암 또한 발생하기 쉽다.

운동선수도 비교적 단명하는 것으로 나타났다. 건강한 근육질을 자랑하던 운동선수가 단명하는 직업 중 하나라고 하니 뜻밖의 일로 여길 수도 있겠지만 사정을 알면 그리 의아하게 생각할 일도 아니다. 평소 꾸준히 유산소 운동을 하면 비만을 예방하고 심폐기능을 단련해 건강에 아주 좋지만, 선수들의 경우 그 운동량이 일반인의 상상을 넘어서는 경우가 많다. 이처럼 유산소 운동이 지나칠 경우 오히려 무산소 운동이 되어 몸 속에 일종의 노폐물인 젖산과 활성산소가 급격히 증가해 노화를 촉진하고 수명을 단축시키곤 한다. 매우 격렬한 운동 중 하나인 농구를 업으로 하는 선수들의 경우 30대 후반 정도 되면 또래들보다 나이가 훨씬 많아 보이곤 하는 것이 바로 그 증거이다. 또한 은퇴 후 운동량이 급격히 줄어드는 것도 문제이다. 꾸준히 운동을 하다가 운동량이 줄어들면 신진대사가 잘 이루어지지 않아 병에 걸리기 더욱 쉽다.

따라서 지칠 정도로 격렬한 운동은 오히려 건강에 독이 될 수 있다. 농구처럼 운동량이 많은 운동은 20~30분 정도가 일반인에게는 적합하다. 가장 좋은 것은 자신의 몸에 알맞은 운동을 하루에 30분에서 1시간 정도, 일주일에 적어도 5일 정도씩 꾸준히 하는 것이다. 운동을 할 수 없는 경우에는 요가나 스트레칭으로 굳어진 몸과 근육을 풀어주어야 몸의 순환과 신진대사를 도와 면역력을 높일 수 있다.

암에 걸리기 쉬운 또 다른 유형은 자타공인 '천사표'라고 불리는 사람이다. 착하게 살면 복을 받아야지 왜 암과 같은 몹쓸 병에 걸리는 것일까? 착한 것은 좋은데 화를 자기 안에만 가둬둔 탓이다. 남에게 싫은 소리 한 번 못 하는 성격이 밖에서 호탕하게 스트레스를 풀 리가 없다. 이런 사람이 집에 돌아온 후에도 터놓고 얘기할 상대가 없다면 스트레스는 해소되지 못하고 계속 쌓여 결국은 면역력을 떨어뜨려 암에 취약하게 만드는 것이다. 역설적이지만 "나쁜 놈이 오래 산다."는 속담은 자기 마음대로 하고 싶은 것을 모두 하는 대신 속을 끓이지 않기에 오히려 건강하다는 뜻에서 연유되었을 가능성이 크다. 그렇다고 무턱대고 화를 내며 못되게 살 수는 없는 법이다. 밖에서 천사표일지라도 집에 돌아오면 노래도 부르고 운동도 하며 집안 식구들과 터놓고 대화를 하면서 스트레스를 풀어버리는 것이 건강을 지키는 중요한 방법이다.

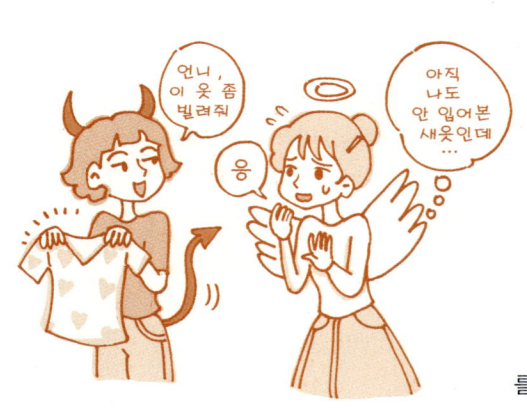

표 1 | 직업별 평균수명 차이

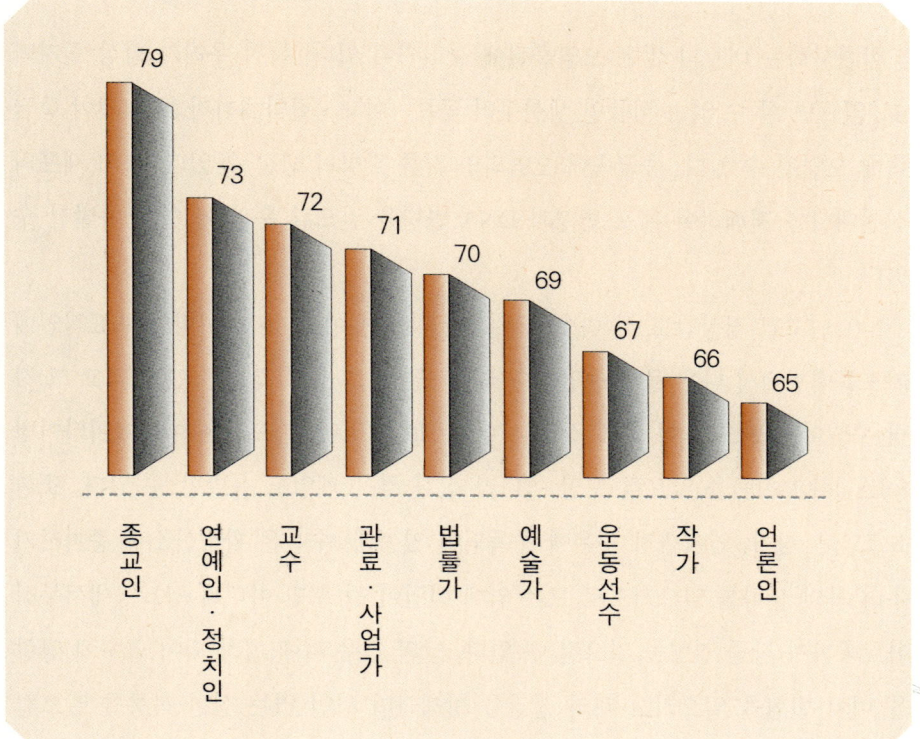

▶▶▶ 중금속과 미네랄

현대사회는 너무나 많은 오염물질에 둘러싸여 있다. 특히 우리가 항상 즐겨먹고, 없으면 살 수 없는 식품인 생선부터 곡류·야채·한약재까지 모든 것이 중금속에 오염될 수 있다. 중금속에 오염되면 각종 질병이 생길 수 있다. 특히 세포의 신진대사를 저해하여 세포 변형과 DNA 변형을 일으킬 수 있어 암도 유발할 수 있다.

2004년 6월 경상남도 한 마을에서 집단 발생한 이타이이타이병이 대표적인데 카드뮴폐광에서 나온 물이 농업용수에 흘러들어 그 물로 경작한 쌀을 먹고 그 지방 주민이 집단으로 이 병에 걸린 사실이 보도되었다. 카드뮴은 이타이이타이병(아프다아프다병)을 일으킬 뿐만 아니라 심한 경우 폐암도 유발할 수 있다. 또한 요즈음은 참치, 연어까지 수은에 중독되어 있는데, 수은은 활성산소를 증가시켜 우리 몸의 산화를 일으키므로 모든 암에 원인이 될 뿐만 아니라 당뇨병에서부터 아토피까지 각종 질병을 일으킬 수 있다. 납의 경우 뼈에 침착 되어 골수에 영향을 미쳐 빈혈을 일으키고 뼈의 성장을 방해하며 원인 없는 심한 복통을 일으킬 수 있다.

우리가 자주 애용하는 깡통이나 캔에 들어 있는 알루미늄은 지속적으로 중독이 될 경우 장차 건망증이나 치매까지도 일으킬 수 있다. 또한 대표적인 공해물질인 다이옥신은 공기 중에서 인체에 흡수될 수 있기 때문에 더욱 무서운 환경의 적인 것이다. 매년 중국에서 날아오는 황사에는 각종 중금속이 병을 일으킬 수 있을 정도로 함유되어 있기 때문에 호흡기 질환, 피부 질환, 결막염, 알레르기 질환뿐만 아니라 위에 서술한 모든 병을 다 일으킬 수 있다. 따라서 우리가 아무리 조심한다고 해도 이 모든 중금속의 중독을 다 막을 수 있는 것은 아니다. 다만 얼마

만큼 적게 중금속이 몸에 들어오는 것을 막을 수 있느냐 하는 것이 가장 큰 관건이고 어쩔 수 없이 들어온 것은 식품이나 비타민을 통해서 중화시키거나 잘 배출시키는 것이 아주 중요하다.

미네랄은 우리 몸에서 없어서는 안 될 아주 중요한 무기질인데 가장 대표적인 것이 칼슘과 아연이다. 미네랄 부족과 중금속 중독이 무서운 것은 2004년 6월 30일 '생로병사의 비밀'에서 만성피로증후군과 다리와 발이 저려서 신발도 못 신던 필자의 환자인 택시기사 원씨(41세)의 예를 봐도 알 수 있다. 이 환자의 경우 매일 피로해서 아이들에게 짜증만 내며 일을 끝내고 들어오면 집에만 있고 밖에 외출을 하지 않았다. 또한 발이 너무 저려서 신발을 절대 신을 수 없었고 운전할 때는 맨발로 하거나 슬리퍼를 신고 했을 정도였다. 이 환자의 경우 수은중독과 미네랄 불균형이 있었다. 하지만 한 달 반 정도의 미네랄 교정과 식이요법을 통하여 현재는 아침에 일어나서 아이들을 데리고 운동을 갈 정도로 활기차졌으며 또한 발에 저림이 없어져서 이제는 신발도 신을 수 있다고 환하게 웃는 것이 방영되었다. 즉 눈에 보이지 않는, 일반사람들이 잘 느끼지 못하는 미네랄은 우리 몸에서 이만큼 중요한 역할을 하는 것이다.

칼슘은 어린이 키 성장과 어른들의 골다공증 예방에도 도움이 되지만 칼슘이 부족할 경우에는 면역력이 떨어지기 때문에 더욱 암 예방에 중요한 것이다. 아연은 부족할 경우 미각의 변화와 고질성 피부병과 아토피 피부염을 일으킬 수 있고 정력의 감퇴도 가져오지만 이것 또한 면역력에 관계가 되기 때문에 중요하다. 특히 아연은 수은과 적대적 관계에 있어 수은이 많이 올라갈 경우 아연이 풍부한 식품을 섭취하거나 정제된 아연을 따로 복용할 경우 수은을 중화시켜서 수은에 의한 활성산소 증가효과를 감소시킬 수 있다. 또한 아연은 면역력을 증가시키며 간혹 아토피 환자에게 도움이 많이 되기도 한다. 아연이 풍부한 식품은 대표적인 것으로 굴과 전복이 있다. 또한 다른 해산물이나 해조류에도 약간씩 들어 있다. 카사노바는 자신의 정력을 유지하기 위하여 하루에 60개의 굴을 먹었다는 일화가 있다. 칼슘은 무조건 섭취만 한다고 우리 몸에 중요한 뼈에 흡수되는 것이 아니라 적절한 운동을 꼭 병행해야 하고 폐경기 여성의 경우에는 에스트로겐이 함유된 식품을 같이 먹어야 효과가 있다. 식물성 에스트로겐이 풍부한 식품으로는 콩과 두부가 좋고 석류의 씨에도 약간 함유되어 있다. 합성 에스트로겐은 유방암 증가의 원인이 될 수 있기 때문에 가급적 단기간 사용하는 것이 좋다.

하지만 우리가 어떻게 중금속 오염이나 미네랄 부족을 알 수 있을까? 우리 몸의 미네랄이나 중금속은 그 상태가 우리의 모발에 나타나게 되어 있다. 최근의 상태를 알기 위해서는 머리카락을 모근이 가까운 쪽, 즉 두피에 가까운 쪽의 것을 채취하여 그것을 특수요법으로 처리하여 분석하면 최소한 3개월 이내의 중금속 중독과 미네랄 상태를 알 수 있다. 이것은 파마를 하거나 염색을 한 지 최소한 2주일이 지난 다음에 시행하여야 하는데, 그 이유는 파마약이나 염색약에 있는 중금속이나 화학물질이 검사수치를 변형시킬 수 있기 때문이다.

이 검사를 통하여 약 30가지 정도의 미네랄에 대한 정보를 얻을 수 있고 또한 수은, 카드뮴, 납, 알루미늄, 비소, 베릴륨, 우라늄 등과 같은 중금속 중독과 독성 물질이 몸에 축적된 상태를 알 수 있다. 이것을 토대로 하여 불균형된 미네랄을 교정해주고 몸에 쌓인 중금속을 식품이나 비타민을 통해 배출시키거나 중화시키게 되면 만성피로증후군뿐만 아니라 암환자의 면역력 증가에도 큰 도움이 된다. 단, 이 검사는 분석하는 기간이 약 2주일 정도 걸리는데 분석내용을 보고 환자 개개인에 따라 의사가 처방을 내리는 것이 아주 중요하다. 그 이유는 미네랄 분석표에 의한 영양처방은 각종 비타민들을 하루에 10알에서 30알 이상까지 먹어야 하기 때문에 환자들에게 경제적인 부담도 되지만 커다란 고통이 될 수도 있다. 따라서 쉽게 섭취할 수 없는 비타민은 정제로 섭취해야 하고 암환자같이 특수상황인 경우에는 빠른 효과를 위해서 꼭 복용해야 하는 경우도 있지만 최소한의 비타민제를 사용하면서 나머지는 필요한 식품을 통해서 꾸준히 섭취할 수 있도록 전문의가 도와주는 것이 중요하다.

필자의 경험에 의하면 요즘 젊은 여성들은 많은 사람들이 골다공증에 걸려 있다. 이 환자들의 경우 모발검사를 통해 미네랄을 분석해보면 뼈에 저장되어야 할 칼슘이 엉뚱하게 일반 근육세포에 많이 저장되는 것을 알 수 있다. 이 같은 이유는 폐경기가 아님에도 불구하고 여성호르몬 분비가 잘 안 되거나 더욱 더 큰 이유는 운동(체중이 실린 운동)이 부족하고 현대인들이 탄산음료나 단순당이 풍부한 정제된 곡류(흰 설탕, 흰 빵, 흰밥)로 만든 식품이 칼슘이 뼈에 정착하는 것을 방해하기 때문이다. 이런 환자들의 경우에는 특별히 과로하지 않아도, 또한 잠을 푹 자고 난 다음날 아침에도 항상 몸이 녹슨 것처럼 찌뿌드드하게 느껴지며 활동력이 떨어진다. 이런 젊은 여성들의 경우 적절한 운동과 균형 잡힌 식단, 비타민 보충요법을 통해 빠른 시일 안에 정상적인 건강한 삶과 골다공증의 치료를 병행할 수 있다.

모발검사

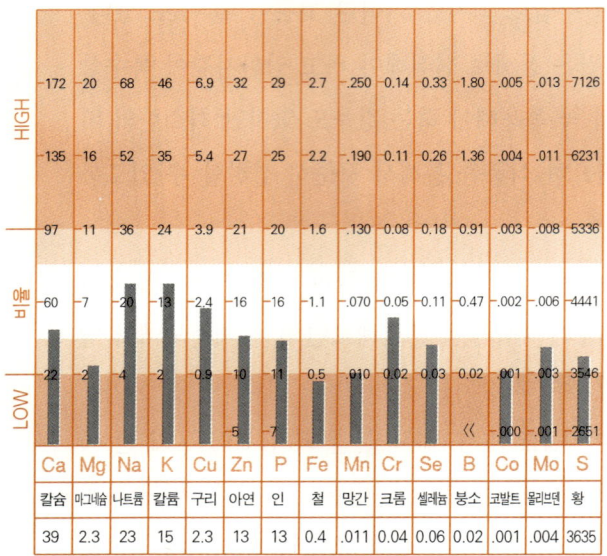

▲ 미네랄

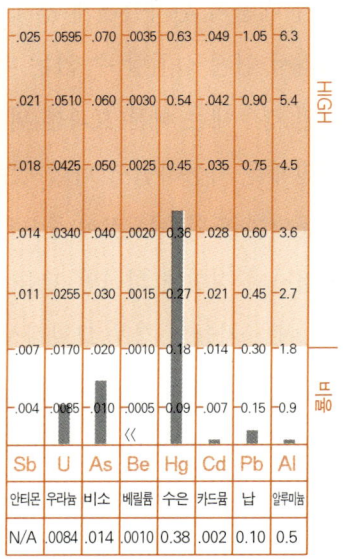

▲ 중금속

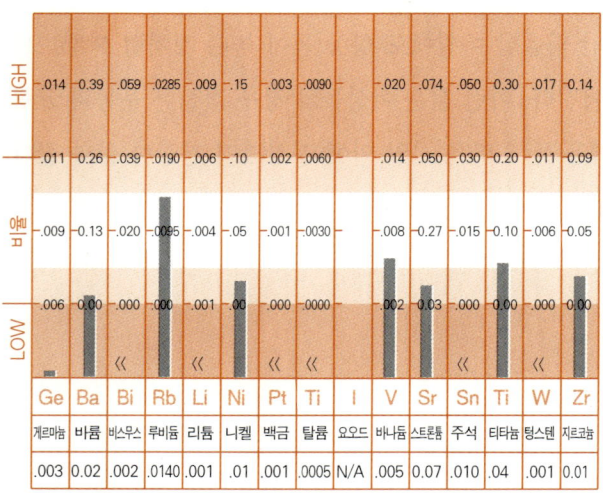

▲ 미세영양소와 미네랄

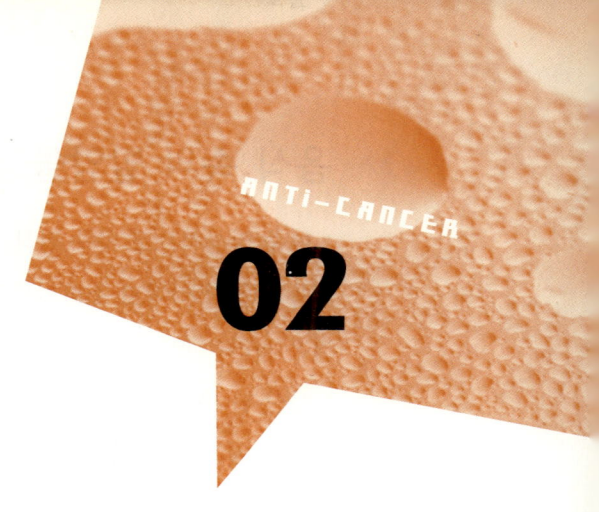

02

발암물질

〈버블보이〉라는 영화가 있다. 선천적으로 면역기능이 결핍된 채 태어난 지미 리빙스톤은 세균에 노출되는 것만으로도 생명이 위태롭다. 그는 어머니가 특수 제작한 커다란 살균 버블 속에서 살아간다. 음식도, 장난감도 버블을 통해 들어오고 어머니나 여자친구와의 스킨십도 오로지 버블을 사이에 두고서만 가능하다. 지미의 생명을 위협할 세균은 곳곳에 존재하기 때문이다.

발암물질 역시 마찬가지이다. 도처에 널린 어마어마한 종류의 발암물질을 피하면서 산다는 것은 사실상 불가능하다. 만일 어떤 사람이 발암물질로부터 완전히 격리된 채 살아야 한다면 그 역시 지미처럼 커다란 버블 보호막 속에서 살아야 할 것이다. 음식의 맛과 향, 모양을 즐기지 못하는 대신 정제된 영양제로 생존에 필요한 영양을 섭취할 것이다. 우리가 평소에 먹고 있는 음식에도 발암물질이 상당히 많이 들어 있기 때문이다.

▶▶▶ 음식 속의 발암물질

아주 일상적으로 자주 접하는 음식 속에도 발암물질은 어김없이 들어 있다.

음식만 잘 먹어도 소화기암의 30%는 예방할 수 있을 정도로 음식 속의 발암물질은 놀라울 정도로 다양하다.

우선 탄 음식과 짠 음식은 위암을 일으키는 절대적인 발암원인이다. 육류나 생선이 타게 되면 단백질이 열에 의해 발암물질로 변한다. 평소 음식을 짜게 먹으면 만성위염이나 궤양을 유발하기 쉬운데, 궤양 부위에 발암물질이 있으면 위암의 원인이 된다. 무기농 상추를 탄 고기나 햄, 소시지 등 염장식품과 함께 먹어도 니트로소아민이란 위암 유발물질을 만들어낸다.

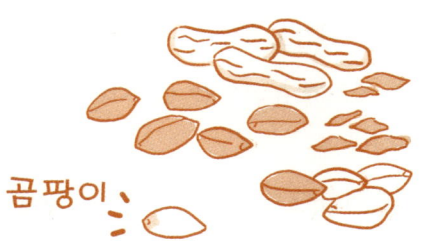

맥주 안주로 빠지지 않는 땅콩도 안전하지는 않다. 간혹 곰팡이가 피곤 하는데 이렇게 곰팡이가 생긴 땅콩은 절대 먹어서는 안 된다. 땅콩의 배아 근처에서 생기는 푸르스름한 곰팡이에 들어 있는 아플라톡신은 강력한 간암 유발물질이다. 또한 위암도 유발할 수 있다. 어린 고사리에는 푸다킬로사이드가 들어 있어 다량 섭취할 경우에는 식도암 발생률이 높아지며, 파슬리나 셀러리·싹이 난 감자에 들어 있는 솔라닌은 피부에 계속 닿으면 염증을 일으키고 간혹 피부암을 유발하기도 한다.

방부제나 인공감미료, 인공착색료가 첨가된 음식을 오랫동안 먹는 것도 암의 원인이 된다. 패스트푸드나 인스턴트 식품, 가공식품을 자주 먹다보면 은연중에 우리 몸에 쌓여 건강에 문제를 일으킬 수 있다.

실제로 스웨덴, 노르웨이 등 유럽의 과학자들과 미국 식품의약국(FDA)은 특히 감자칩처럼 굽거나 튀긴 음식에는 발암물질인 아크릴아미드가 다량 들어 있음을 밝힌 바 있다.

음식이 간접적인 원인이 되는 경우도 있다. 그 대표적인 음식이 지방이다. 지방 섭취가 지나치면 살이 찌고, 비만하게 되면 여성호르몬인 에스트로겐 분비가 촉진되어 유방암과 대장암의 원인이 된다.

이처럼 일상적인 먹거리 속에 발암물질이 많은데 과연 무엇을 먹어야 할까 고민 되면서 가능한 조리된 음식은 피하고 영양제와 같은 정제를 먹어야 하나라는 생각도 들 것이다. 그러나 이는 지나친 기우일 뿐이다. 다행히도 우리가 흔히 먹는 음식 속에는 항암 성분 또한 풍부하게 들어 있다. 그래서 가리지 않고 골고루 잘 먹는 것이 중요하다.

한편 혈액형이 A형인 사람은 통계학적으로 위암이 걸릴 확률이 높으므로 음식을 먹을 때는 언제나 30번 이상 씹는 것이 중요하고 탄 음식과 짠 음식은 피하며 비타민 C는 매일 복용하는 것이 좋다. 꼭꼭 씹어 먹는 것만으로도 면역력이 향상되고 치매도 예방되며 알레르기 반응도 덜 생길 수 있다. 따라서 천천히, 적어도 30번 이상 꼭꼭 씹어 먹는 습관은 건강을 위한 가장 단순하고도 중요한 생활습관이다.

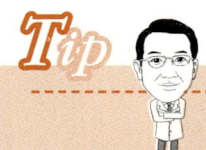

헬리코박터 파이로리균, 병도 주고 약도 준다?

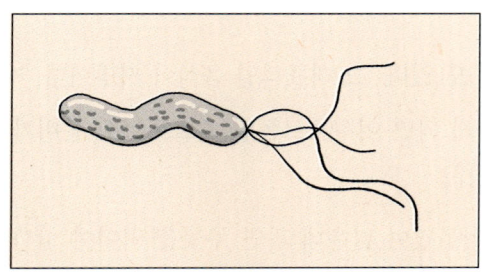

미국의 시사주간지 「US뉴스앤드월드리포트」는 최근 헬리코박터 파이로리균의 여부와 위암·식도암의 상관 관계를 설명하면서 "이 균이 위에 있기 때문에 또 다른 암(식도암)을 예방하는 효과가 있는 것"이라 보도했다.

월드리포트는 미국 뉴욕대학(NYU)의 감염질환전문의 마틴 블래서 박사의 연구결과를 소개하며 "헬리코박터 파이로리균에 의해 발생한 궤양 환자를 치료한 뒤 환자의 위산이 증가, 식도로 위산이 역류해 올라오는 역류성 식도염 및 식도암이 발생할 확률이 높아지는 것이 발견됐다."고 말했다.

내과학회지 「장(Gut)」에 따르면 헬리코박터 파이로리균이 식도를 보호하는 기전은 감염자의 위벽에 염증이 발생, 위산 분비세포의 정상적인 작용을 방해해 위산 분비를 억제하는 역할을 하기 때문이다. 결과적으로 위산이 줄어 식도로 역류할 확률이 적어지고 그만큼 식도가 위산의 공격을 받지 않기 때문에 식도암의 위험까지 줄어든다.

학회지는 또 6000명의 각기 정도가 다른 헬리코박터 파이로리균 감염자를 대상으로 한 실험에서 감염으로 인한 위장손상이 심할수록 위산 분비가 감소하면서 위산역류증상이 줄어들었다는 연구결과를 발표했다.

블래서 박사는 "이는 헬리코박터 파이로리균이 그동안 일반에 알려졌던 것처럼 인체에 해만 주는 균은 아니라는 증거"라고 설명했다.

월드리포트에 따르면 현재 미국에서 이 균에 감염됐을 것으로 추정되는 인구는 2000만 명이고 지금도 감염자수는 매년 급감하고 있다. 그러나 미국인의 식도암 발생률은 헬리코박터 파이로리균 감염자의 급감추세와 함께 매년 8%씩 급증하고 있다는 점에서 헬리코박터 파이로리균이 위에서 위산이 식도로 역류하는 것을 예방하는 역할을 하고 있다는 증거가 된다는 것이다.

헬리코박터 파이로리균은 지난 90년대 고고학자들이 남아메리카에서 발견한, 3세기에 만들어진 것으로 추정되는 미라에서도 발견됐을 정도로 인류와 오랜 시간을 함께 해온 균이다. 블래서 박사는 "이같이 오랜 시간 인간의 몸에서 이 균이 살아온 만큼, 인체와 조화로운 공생관계를 유지해온 것으로 보인다."고 반격하고 있다.

《출처 : 파이낸셜 뉴스 2002년 3월 20일자 부분인용》

생활 속의 발암물질 ◀◀◀

구릿빛 피부가 건강해 보이기는 하지만 강렬한 햇빛 속에 들어 있는 자외선은 피부암의 가장 유력한 용의자이다. 피부를 까무잡잡하게 그을리는 것은 일종의 가벼운 화상을 입은 것으로 피부세포의 입장에서는 염증과 자극인 셈이다. 이 같은 상황이 반복되면 결국 피부세포의 유전자가 손상되어 암으로 발전하게 되는 것이다.

하물며 자외선에도 오래 노출되면 위험한데 자외선보다 훨씬 위협적인 방사능은 오죽 할까? 방사능에 많이 노출되면 골수세포가 변형되어 백혈병에 걸리기 쉽다. 실제로 라듐(방사능 원소)을 발견해 노벨상까지 수상한 퀴리 부인은 연구 중 노출된 방사능 탓에 백혈병에 걸렸으며, 그녀의 딸 역시 백혈병으로 사망했다. 과학에 헌신하고 명성을 얻은 대신 모녀는 백혈병을 얻은 것이다. 방사능에 어릴 때 노출된 경우에는 갑상선암을 유발할 수 있다. 아직도 백혈병이며 갑상선암 등으로 고통받고 있는 체르노빌 핵발전소 사고의 피해자들만 보아도 방사능이 얼마나 위험한 물질인지 알 수 있다.

담배는 잘 알려진 대로 거의 모든 암의 원인이다. 폐암은 물론 후두암, 구강암, 방광암 등 대부분의 암을 유발한다. 담배 연기 속에는 니코틴, 타르, 니트로소아민 등 강력한 발암물질들이 존재한다. 그래서 흡연자가 비흡연자에 비해 각종 암에 걸릴 확률이 몇 배에서 십여 배까지 높아진다.

비단 흡연자뿐만이 아니다. 옆에서 간접흡연을 하는 사람 역시 위험하니 흡연은 민폐도 대단한 민폐가 아닐 수 없다.

과식과 과음 또한 암의 원인이 될 수 있으며, 알코올은 직접적인 발암물질은 아니지만 각종 암을 촉진하는 작용이 있다. 특히 술을 많이 마시면 유방암 발병률이 6배까지 증가한다.

바이러스도 암의 원인이 되는데, 헬리코박터 파이로리균이 대표적인 예이다. 세계보건기구가 위암의 발암인자로 인정한 이 균은 이 세상에서 감염률이 가장 높은 균이다. 전 세계 인구의 약 50%, 우리 나라 성인의 약 70% 이상이 이 균에 감염되어 있다. 하지만 헬리코박터 파이로리균을 지녔다고 해서 모두에게 암이 생기는 것은 아니며, 감염되었다고 해서 모두가 다 치료를 받아야 하는 것은 아니다. 하지만 만성위축성위염, 장상피화생, 재발성위궤양이나 십이지장궤양, 위암 환자인 경우에는 반드시 치료를 받아야 한다. 잘 알려진 B형 간염 바이러스나 C형 간염 바이러스는 간암의 원인이다. HPV(휴먼 파필로마 바이러스)는 여성의 자궁경부암을, 엡스타인 바이러스는 임파선암을 일으킬 수 있다.

환경 공해에 속하는 중금속이나 다이옥신도 세포의 신진대사를 방해해서 세포나 DNA변형을 일으켜 암을 유발할 수 있다.

한편 건강해지고자 하는 노력이 암을 유발할 수도 있다. 담배를 끊어야겠다고 결심한 많은 사람들이 금연 패치나 껌과 같은 니코틴 보조제에 장기간 의존하기도 한다. 인체는 상처가 나도 원상태로 되돌리려는 힘을 갖고 있다. 그래서 가벼운 상처 정도는 특별한 치료를 하지 않아도 아물고 감기 같은 병은 푹 쉬기만 해도 낫는다. 하지만 니코틴은 인체의 복원기능을 결정적으로 방해하기 때문에 병든 세포를 공격하지 못해 무제한 증식하게 할 가능성이 있다. 미국 국립암연구소의 필립 데니스 박사팀은 의학전문지 「임상연구」를 통해 "니코틴 함유 금연보조제를 오랫동안 사용할 경우 신체의 자가 치료기능이 현저히 떨어질 수 있다."고 설명했다.

2007년도에 처음으로 개발되어 발매되는 금연보조제는 니코틴이 아니라 바레나클린 성분으로, 니코틴 대신 니코틴 수용체에 결합하여 두뇌를 안정시키고 불안감을 없애주는 작용을 한다. 약 12주간 투여 후 금연이 가능하면 추가로 12주 더 투여한다. 가장 큰 부작용으로는 구토 증상이 나타나고, 복통이 생길 수도 있다.

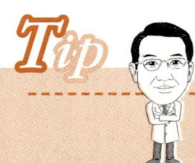

확인된 발암물질

미국 보건부(DHHS)는 2년에 한 번씩 〈발암물질에 관한 보고서〉를 발간하고 있다. 이 보고서에는 총 228가지의 인체 발암물질이 수록되어 있다(2002년 12월 현재). 이 발암물질들은 다시 임상실험을 통해 충분한 자료가 확보된 '확인된 발암물질군(known human carcinogens)'과 임상자료가 제한적이거나 충분한 동물실험을 거친 '발암가능물질군(reasonably anticipated human carcinogens)'으로 나뉜다. 2002년 발표된 보고서에 의하면 '확인된 발암물질군'은 49가지이다.

- 아플라톡신(Aflatoxin) : 땅콩과 같은 견과류에 생기는 푸른 곰팡이로 강력한 간암 유발물질
- 음주(Alcoholic Beverage Consumption)
- 4-아미노비페닐(4-Aminobiphenyl)
- 알제닉(Analgesic Mixtures Containing Phenacetin)
- 비소화합물(Arsenic Compounds, Inorganic)
- 석면(Asbestos) : 폐암
- 아자타이오프린(Azathioprine)
- 벤젠(Benzene) : 방광암, 신장암
- 벤지딘(Benzidine)
- 베릴륨 화합물(Beryllium and Beryllium Compounds) : 세라믹·전자·미사일 제조공장이나 광산 등에서 호흡과 피부접촉 등을 통해 노출된다. 폐암과 비강암의 원인
- 1,3-부타디엔(1,3-Butadiene)
- 1,4-Butanediol Dimethylsulfonate
- 카드뮴 화합물(Cadmium and Cadmium Compounds) : 이타이이타이병의 원인, 폐암
- 클로람부실(Chlorambucil)
- 나이트로유레아(1-(2-Chloroethyl)-3-(4-methylcyclohexyl)-1-nitrosourea(MeCCNU))
- 메틸 에테르(bis(Chloromethyl) Ether and Technical-Grade Chloromethyl Methyl Ether)
- 크로미움 6항 복합체(Choromium Hexavalent Compounds)
- 콜타르 피치(Coal Tar Pitches) : 피부암
- 콜타르(Coal Tars)

- Coke Oven Emissions
- 사이클로포스파마이드(Cyclophosphamide)
- 사이클로스포린 A(Cyclosporin A)
- 다이에틸스틸베스트롤(Diethylstilbestrol)
- Dyes Metabolized to Benzidine : 식품, 색소
- Environmental Tobacco Smoke : 담배
- 에리오나이트(Erionite)
- 여성호르몬(Estrogens, Steroidal) : 자궁내막암, 난소암, 유방암 등 위험이 높아짐
- 산화에틸렌(Ethylene Oxide)
- 멜팔란(Melphalan)
- Methoxsalen with Ultraviolet A Therapy : 피부암
- Mineral Oils
- Mustard Gas
- 2-나프탈아민(2-Naphthylamine) : 방광암, 신장암
- 니켈 화합물(Nickel Compounds) : 공업용 촉매제나 건전지ㆍ색소 등의 재료. 베릴륨과 마찬가지로 폐암과 비강암의 원인
- 라돈(Radon)
- 실리카(Silica), 크리스탈(Crystalline) : 피부암, 폐암
- 입담배(Smokeless Tobacco) : 설암, 인두암, 입술암
- 태양 방사능(Solar Radiation) : 피부암
- Soots
- Strong Inorganic Acid Mists Containing Sulfuric Acid : 폐암
- Sunlamps or Sunbeds, Exposure to : 피부암
- 타목시펜(Tamoxifen)
- 2, 3, 7, 8-Tetrachlorodibenzo-p-dioxin(TCDD) : 'Dioxin'
- 타이오테파(Thiotepa)
- 토륨 다이옥시드(Thorium Dioxide)
- 흡연(Tobacco Smoking) : 각종 암
- 비닐(Vinyl Chloride)
- 자외선(Ultraviolet Radiation, Broad Spectrum UV Radiation) : 일광욕이나 의료용 램프 등에 장기간 노출시 피부에 색소 침착이 일어나 피부암ㆍ흑색종 발생률을 높인다. 자외선 A, B, C 등은 '발암가능물질군'으로 분류됨
- 목재 가루(Wood Dust) : 제재소나 가구공장 등에서 보호장비 없이 일하는 근로자들에게 비강 부위의 암을 다수 유발

표 2 | 종류별 암의 원인

* 가족력이 매우 강하므로 형제나 자녀는 반드시 유전자검사를 받아보아야 함

종 류	원 인
방광암 신장암	- 벤젠, 염료, 나프탈렌 등 화학약품에 노출 - 흡연, 카페인, 인공감미료 - 아주 잦은 요로염증
유방암	- 임신 경험이 없거나 출산 후 수유를 안 함 - 35세 이후의 초산 - 가족력(자매간에 생길 확률이 가장 높음) - 술, 카페인, 고지방식, 당뇨, 여성호르몬
자궁경부암 자궁암	- 5번 이상의 출산 또는 불임 - 18세 이전에 성경험 - 음부의 사마귀나 임질 경험 - 다양한 섹스 파트너 - 세포진 검사상 HPV(휴먼 파필로마 바이러스) 양성
자궁내막암	- 임신 경험이 없음 - 늦은 폐경기, 가족력 - 당뇨, 비만, 고혈압
대장암	- 식이섬유와 칼슘 부족, 고지방식 - 용종, 가족력* - 지속적인 변비나 설사 - 비만
후두암	- 흡연 - 음주(독한 술을 스트레이트로 마시는 경우 모두 위험)
백혈병	- 유전적 요인 - 방사선 노출 - 만성적인 바이러스 감염
폐 암	- 흡연 - 석면, 니켈, 크롬, 카드뮴 또는 방사능 물질에 노출 - 만성기관지염, 결핵 - 제초제 등 화학약품에 노출

* 가족력이 매우 강하므로 형제나 자녀는 반드시 유전자검사를 받아보아야 함

종 류	원 인
임파선암	- 유전적 요인 - 면역체계 이상 - EB 바이러스
구강암	- 부러진 치아나 잘 안 맞거나 부러진 틀니가 원인 - 음주, 흡연(입 담배) 등 입안을 자극하는 것
난소암	- 고지방식, 비만 - 임신 경험 없음
전립선암	- 잦은 전립선염, 성병 - 고지방식, 비만, 카페인 - 남성호르몬 사용
피부암	- 강렬한 태양에 지속적으로 노출함 - 발바닥 등 계속 자극받는 점 - 심한 흉터, 아물지 않는 상처 - 가족력
위 암	- 위산 감소, 만성 위축성 위염, 용종(2cm 이상은 반드시 없앰), 장상피화생 - 식이섬유 부족, 고지방식 - 헬리코박터 파이로리균 - 탄 음식, 짠 음식 - 가족력*
고환암	- 정류고환
간 암	- B형 간염, C형 간염, 간경화증 - 과음 - 아플라톡신(땅콩 곰팡이)

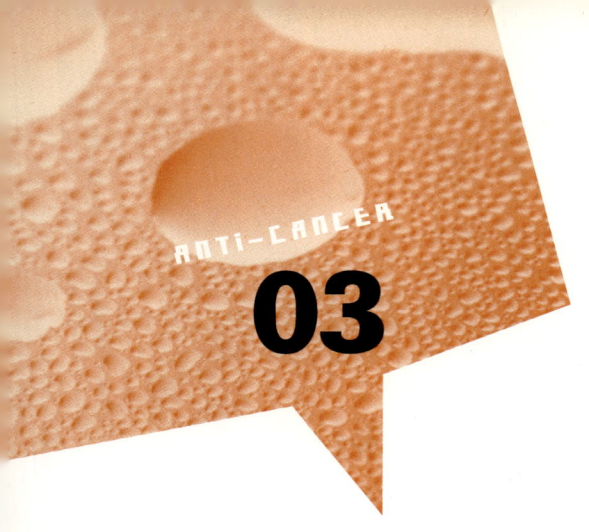

엄마가 암이래요, 그럼 나도?(암은 유전된다)

우리 몸은 정자와 난자가 만나 하나의 수정란이 되고, 그 수정란이 수도 없이 분열해서 생겨난 것이다. 그러므로 자식의 몸은 어미와 아비로부터 받은 유전자가 짝을 이루고 있다. 암이 유전되는 것은 바로 이 때문이다.

보통 암은 오랜 시간에 걸쳐 손상된 유전자가 돌연변이를 일으켜 발생한다. 부모 중 어느 한쪽이라도 암이 있으면 손상된 유전자를 물려받는다. 정자 또는 난자 중 어느 하나(혹은 둘 다)의 유전자가 손상되었다면 이들이 만나서 생긴 수정란 역시 결함이 있게 마련이다. 결국 수정란에서 파생된 모든 세포(성인이 되면 세포 수는 약 60조 개에 달한다)에 결함이 있는 유전자가 1개씩 존재하는 셈이다. 이런 경우 나머지 한쪽 유전자에 한 번만 돌연변이가 와도 암세포가 될 수 있기 때문에 다른 사람들에 비해 암이 생기기 쉬우며, 비교적 젊은 나이에 발병한다. 전체 암의 약 10~20%가 '유전성 암'인 것으로 알려지고 있다. 암환자의 가계도를 그려보아서 비슷한 종류의 암환자가 2대에 걸쳐 3명 이상 있으며 적어도 1명 이상이 50세 이전에 일찍 발병했을 때 유전성 암을 의심한다.

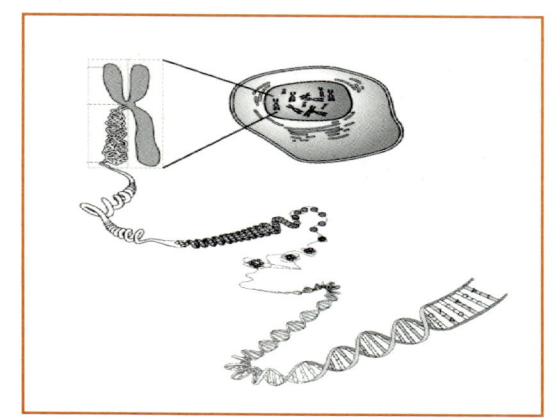

▶ 인체의 유전자 모형(Double helix)

　유전성 암은 유방처럼 대칭을 이루는 기관에 잘 생기며, 한 장기 내에 여러 개 생길 수 있다. 대장의 경우 수천 개까지도 종양이 생길 수 있다. 특히 유방암과 대장암이 유전될 확률이 가장 크며, 유방암의 경우 여자형제들이 가장 위험하다. 보통 유방암검사는 40세 이후부터 2년에 한 번씩 받도록 권장되고 있지만 가족력이 있는 경우에는 6개월에 한 번씩 암 검사를 받는 것이 좋다.

　부모나 형제·자매 중 암환자가 있으면 암에 대한 공포가 증폭되기 마련이다. 다행히 현대의학은 유전자검사를 통해 암 발생 여부를 미리 알 수 있는 길을 마련해 두었다. 암 유전자가 어느 자녀에게 유전되었는지, 누가 암에 걸릴 확률이 높은지를 미리 알 수 있다.

　필자의 환자 중 아버지는 폐암 말기, 39세의 큰아들은 후두에 생긴 종양을 조직검사 한 결과 임파선암으로 나타났다. 그래서 큰아들은 물론 둘째 아들도 폐암 유전자 검사를 실시한 결과 두 사람 모두 폐암 가능성이 아주 높은 것으로 나타났다.

또 한 번은 부부가 모두 대장용종이 있기에 대장암 유전자검사를 해보았더니 두 사람 모두에게서 아주 심한 유전자 변형이 나타났다. 대장용종이 있는 경우, 대장암이 더 잘 유전될 수 있고 암이 생기기도 쉽다.

따라서 그들 부부는 최소한 1년에 한 번은 대장 내시경검사를 해야 하며 평생 면역증강요법을 실천해야 한다.

이처럼 검사에서 암 유전자가 발견될 경우에는 그 즉시 식생활습관을 바꾸고 면역력 증강을 위한 노력을 평생 해야 한다. 나이가 아무리 어리더라도 상관없으며 오히려 어릴 때부터 식생활습관을 교정해주는 것이 더 좋다. 물론 암 유전자 검사가 100% 정확한 것은 아니다. 하지만 어느 정도 가능성이 있기에 더욱 더 철저한 건강관리가 필요하다. 폐암과 대장암 외에도 위암, 난소암, 간암, 유방암 유전자검사를 시행할 수 있다. 약 70가지 검사에서 암 억제 조건, 암 발현 유전자, 암세포 DNA, 암표지자 등을 알아볼 수 있다.

한편 유방암의 경우, 암 가족력이나 유전자를 갖지 않았다 해도 매달 한 번씩은 반드시 자가진단을 해야 한다.

암이란 것은 통증이 거의 없기 때문에 자가진단을 통해 늘 살펴야만 암 검사 사이에 생기는 암을 알 수 있다. 실제로 종합병원에서 유방 X선 검사(맘모그래피)를 시행한 후 아무 이상이 없다고 했으나, 3개월 후에 초음파검사에서 말기 암으로 나온 예가 있다. 젖을 안 먹였거나 유방조직이 치밀한 경우에는 유방 X선 검사로 좀처럼 암이 발견되지 않기 때문이다. 한국여성들은 유방조직이 단단한 치밀 유방이 많아서 평소 꾸준히 자가진단을 하고, 이상이 느껴질 경우에는 반드시 주치의와 상의해서 유방 초음파검사를 다시 받는다.

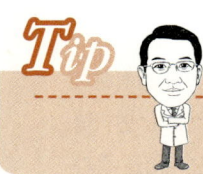
암은 유전병?

암은 유전자의 돌연변이가 생겨서 발생하는 병이다. 그러나 암환자의 자녀들이 모두 암에 걸리는 것은 아니다. 다만 발암확률이 높아질 뿐이다. 또 가족력이 있다 하더라도 식생활 습관을 고쳐가며 꾸준히 면역력 향상에 힘을 쓴다면 어느 정도 예방도 가능하다.

유전질환이라면 손상된 유전자가 있는 한 자녀 모두가 걸려야 하는 것은 아닐까? 이는 암이 다른 유전질환과는 달리 모든 세포에서 돌연변이가 생기는 게 아니라 일부세포에서만 돌연변이가 생기며 세포에 돌연변이가 일어난다고 해서 모두가 암으로 발전하는 것은 아니기 때문이다.

하나의 세포가 분열해 둘이 될 때는 자연스럽게 돌연변이가 생기게 마련이다. 하지만 세포 속의 '암 억제 유전자'가 돌연변이를 정상으로 되돌려 분열된 세포는 원래와 동일한 유전정보를 갖는다. 하지만 스트레스나 발암물질에 노출되는 등 면역력이 떨어지면 암 억제 유전자도 힘을 발휘하지 못해 변이된 유전자를 수정하지 못한 채 다시 세포 분열시기에 들어간다. 잘못된 유전정보를 가진 대부분의 세포들은 죽지만 일부 살아남은 세포는 또 다시 그릇된 유전정보를 다음 세대의 세포에 전달하게 된다. 이런 과정이 반복되다 암 억제 유전자마저 돌연변이가 되면 독자적으로 세포 증식을 거듭한다. 정상세포가 암세포로 바뀐 것으로 암세포는 정상세포보다 분열속도가 빨라 조직의 대부분을 차지해 조직의 본래 기능을 잃게 된다. 암세포는 여기서 멈추지 않고 더 많은 양분과 공간을 확보하기 위해 다른 조직으로 이동, 즉 전이된다.

따라서 유전자를 잘 이용하면 혈액검사 하나만으로도 암을 진단할 수 있으며 변이과정을 차단하는 약물을 개발한다면 암을 완전히 정복할 수 있다. 암 억제 유전자를 독려하는 음식이나 건강식품을 섭취하는 것만으로도 암의 상당 부분을 예방할 수 있다. 탄 음식이나 짠 음식을 먹어서 생기는 위암의 경우 비타민 C가 풍부한 과일이나 야채를 항상 섭취하거나 비타민 C 정제를 식후에 바로 복용하면 발암 위험을 30% 가량 줄일 수 있다. 면역력 증가 또한 중요한데 음식이나 운동, 스트레칭, 큰소리로 웃기 등을 통하여 면역력을 증가시킬 수 있다. 암 유전자를 가지고 태어난 사람은 어릴 때부터 의사의 지시에 따라 식생활 습관을 철저히 지켜야 하고 필요한 경우에는 면역증강식품을 따로 섭취하는 것이 도움이 된다.

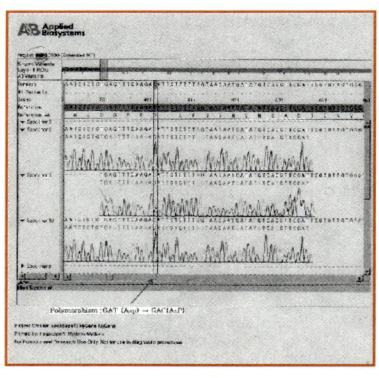

▲ 유전자 변이가 오는 경우

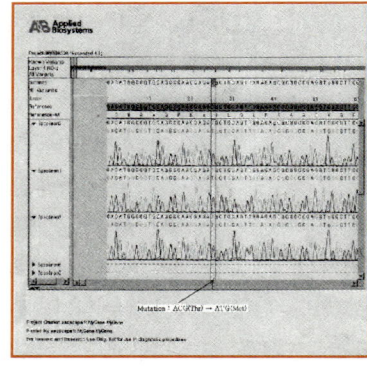

▲ 유전자 배열에 이상이 생겨서 암이 발생한 경우

예) ATG ➡ TAG

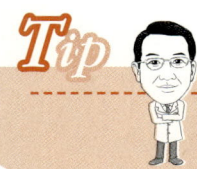

판도라의 상자를 열어라, 암 유전자검사

가족 중에 유방암 환자가 있어 불안에 떠는 사람들은 유전자검사를 통해 암이 발생할 가능성을 미리 알 수 있다는 말에 안도한다. 그러나 안도는 잠시, 유방암유전자를 지니고 있는 여성은 유방암이 발생하기 전에 '예방적' 차원에서 유방절제수술을 받는 것이 암의 발생을 막는 효과적인 방법이라는 연구결과에 절망한다. 여성의 상징인 유방을 두자니 건강을 위협받고, 유방을 절제하자니 여성으로서의 정체성을 잃은 것 같고…. 하지만 암유전자를 지니고 있다고 모두 다 암이 발생하는 것은 아니다. 특히 잘못된 식생활과 누적된 스트레스는 암을 유발시킬 수 있다. 유방암유전자를 지닌 환자는 미리 발견한 것을 행운으로 알아야 한다. 판도라의 상자에 마지막으로 들어 있던 것이 '희망'인 것처럼, 이 환자들은 의사의 지시에 따라 미리 생활습관을 바꾸고 면역력을 증가시킨다면, 유방암뿐만 아니라 다른 암도 예방이 되어 오히려 더 장수할 수 있기 때문이다. 모든 사람에게 '희망' 만큼 좋은 단어는 없는 것이다.

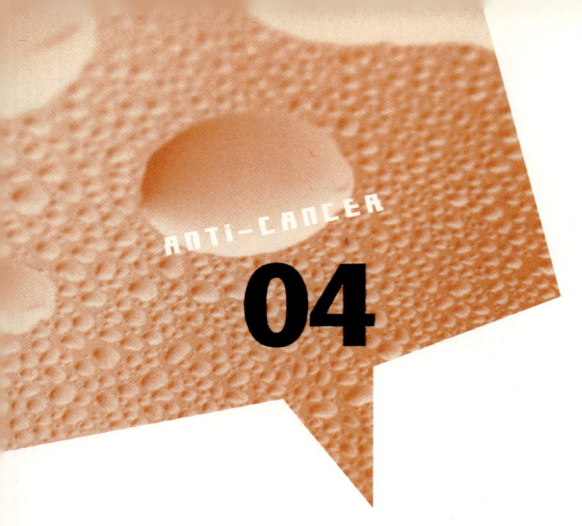

한국인이 많이 걸리는 암

　2006년 10월 통계청이 발표한 〈2005년 사망원인 통계 결과〉에서도 부동의 사망 원인 1위는 역시나 암이었다. 2005년 암으로 인한 사망률은 26.7%(전체 사망 24만 5,511명 중 6만 5,479명)이었다. 암은 사망원인 통계조사가 시작된 1983년 이후로 한 번도 1위 자리를 내준 적이 없다. 암으로 인한 사망률은 꾸준히 증가하고 있으며, 매년 12만명이 새롭게 암환자가 된다. 전 세계적으로 매 년 천만 명의 암환자가 새로 나타나며, 620만 명이 암으로 사망하는 것으로 추정된다.

　암은 노인질환의 하나이다. 나이가 들수록 면역력을 포함한 인체 기능이 떨어지고 발암물질에 노출이 많아지기 때문이다. 따라서 고령화사회에 들어설수록 암환자가 많아지는 것은 어쩌면 당연하다. 하지만 일부 선진국은 암으로 발생하는 사망률이 점차 줄어들고 있다. 2003년 가을 미국「전국암연구소 저널」에 실린 '암의 지위에 관한 연례 보고서'에 따르면, 지난 1990년 인구 10만 명당 암으로 인한 사망자수는 약 210명이었으나 10년 간 꾸준한 감소추세를 보여 2000년에는 199.6명으로 줄어들었다. 독일 역시 마찬가지이다. 1960년에 10대와 60대가 각각 10만 명당 255명 합 1만 700명이 암으로 죽었지만 90년에는 각각 229명 총 9,321명으로 줄었다. 전체적인 암사망률은 우리나라보다 높지만 사망률이 점차 낮아지는 추세이다.

반면, 우리나라는 아직도 암으로 인한 사망률이 증가일로를 걷고 있다. 의학의 발전에도 암으로 죽는 사람들이 나날이 많아진다는 것이 말이 되는 걸까? 뜻밖에도 말이 된다. 암 조기발견의 중요성이 강조되고 국가가 나서 '조기암 검진사업'을 펼친 결과 암을 찾아내는 것은 보다 쉬워졌지만, 여전히 일부 암은 발견 당시 이미 말기이기 때문이다. 가장 많이 걸리는 암이 위암인데 비해 가장 많이 죽는 암이 폐암이라는 것이 이런 사실을 뒷받침한다. 특히 폐암은 조기진단을 거의 할 수 없으므로 앞서 언급했듯 폐암 환자 가족들은 반드시 폐암 유전자 검사와 정기적으로 흉부 X선과 폐암 표지자 검사를 받는 것이 좋다. 의심이 되면 PET-CT나 나선형 CT로 검사받을 수 있다 하지만 이것도 크기가 0.5cm 이상 되어야 찾을 수 있는 경우가 많다.

암, 왜 계속 증가하나? ◀◀◀

2002년에도 암환자는 더욱 많이 나타났다. 2001년에 비해 7.7%가 증가한 99,025명이 암에 걸린 것으로 국립암센터에 보고되었다. 이는 전국 암 발생자의 약 90% 정도로 추정된다. 계속된 암의 증가 추세는 고령화사회와 무관하지 않다. 1970년대에 약 3.2%이던 노령인구 비율이 2006년에는 9.5%에 이르러 이미 지난 2000년에 국제연합(UN)의 고령화 사회 기준인 7.2%를 넘어섰다.

나이가 들수록 인체의 면역력은 떨어지는 반면 발암물질에 노출될 확률은 더 높다. 게다가 암이란 것이 어느 날 갑자기 생기는 병이 아닌데다가 암세포가 처음 발생하여 진단이 가능한 1cm(10억 개 정도)가 되려면 길게는 20여 년이 걸린다. 그래서 어떤 이들은 암을 노인성, 퇴행성 질환이라고 설명하기도 한다. 평균수명까지 생존할 경우 암에 걸릴 확률은 남성 27.7%, 여성 22.2%이다. 또 다른 이유는 생활습관병의 증가이다. 과거에는 콜레라, 이질 등 급성전염병이 건강에 가장 큰 적이었으나 현대인의 건강을 위협하는 것은 비만과 고혈압, 당뇨병, 뇌혈관질환과 같은 생활습관병이다. 이러한 질병들은 암의 직간접적인 원인이 된다.

표 3 | 연도별 암 환자 증가 추이

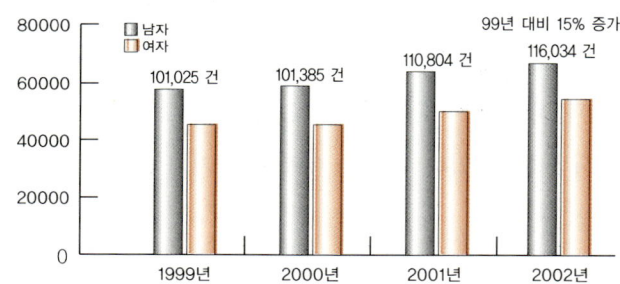

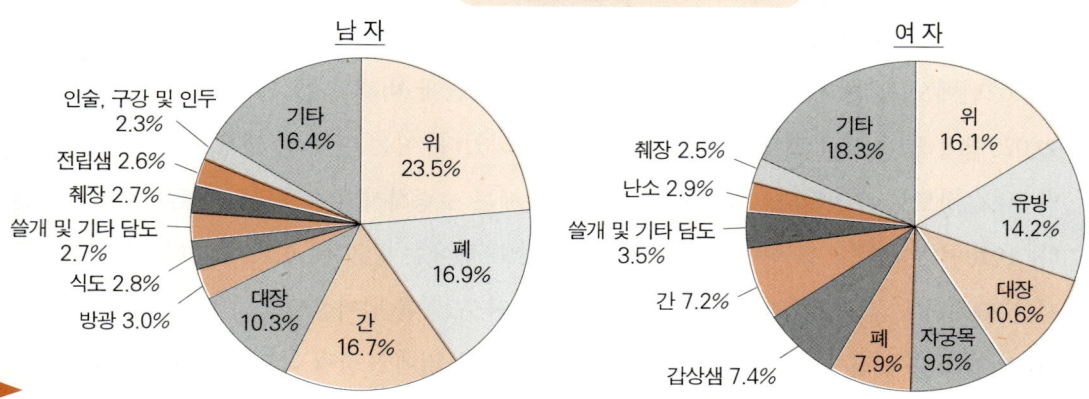

※ 본장에 인용하는 그래프와 수치 자료는 보건복지부와 국립암센터에서 보고한 내용이다.

표 4 | 평균 수명까지 생존 시 암 발생 확률(1999~2002)

	전체	남자	여자
기대여명*(2002)	77세	73세	81세
평균 수명까지 생존 시 암 발생 확률	25.6%	27.7%	22.2%

*자료원 : 통계청, 2004

한국인이 잘 걸리는 암

우리나라 암 발생률 1위는 여전히 위암(20.2%)이 고수하고 있다. 위암 발생은 우리나라 전통 식단(맵고 짠 음식, 불에 태운 생선과 고기)과 가장 밀접한 관련이 있으며, 헬리코박터 세균 감염률이 높은 것도 연관이 있을 것으로 생각된다. 그 뒤를 잇는 것은 기관지 및 폐암(11.9%), 간 및 담관암(11.3%), 대장암(11.2%), 유방암(7.4%) 순이다. 주목할 것은 최근 4~5년 사이 대장암의 증가가 두드러진다는 점이다. 이는 서구식 식생활 패턴, 비만 및 고령 인구의 증가가 그 원인으로 지목되고 있다.

한편 암 발생률과 사망률은 조금 다른 양상을 보인다. 사망률 1위는 여전히 폐암(20.0%)이 차지하고 있는데 이는 대체로 발견되었을 때 이미 말기인 경우가 많고 조기발견이 힘들기 때문이다. 2위는 위암(18.7%)으로 발생률도 높지만 사망률 또한 높다. 조기에 발견하면 생존률이 매우 높은데도 사망률이 이처럼 높은 것은 안타까운 일이 아닐 수 없다.

표 5 | 암 발생률과 사망률

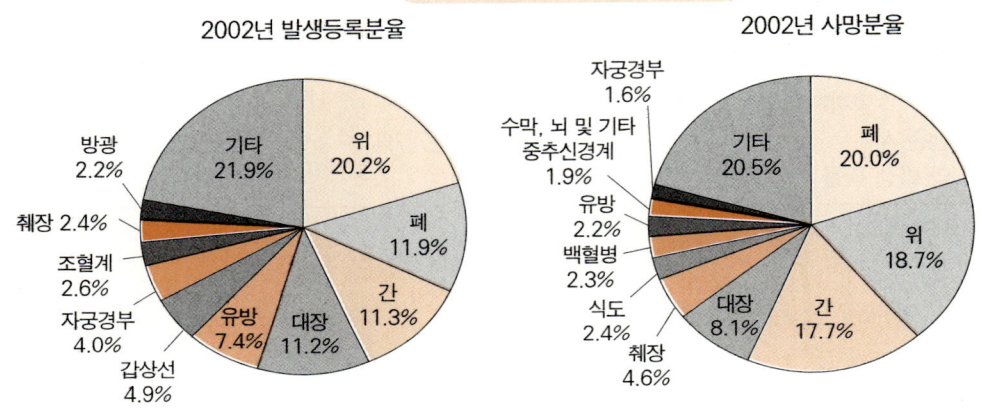

▶▶▶ 남성들이 암에 더 잘 걸린다

2002년 등록된 암 환자의 56%에 해당하는 5만 5,398명이 남성으로 여성에 비해 1.27배 가량 많다. 남성의 암 발생률이 높은 이유는 OECD 국가 중 1위를 차지하는 높은 흡연률, 과도한 업무와 스트레스, 작업장 유해 환경 노출 가능성, 불규칙한 식생활 및 잘못된 음주 문화 등을 원인으로 볼 수 있다. 또한 남성은 여성보다 대사율이 더 크다. 일반적으로 더 많이 먹기 때문에 활성산소도 더 많이 발생한다.

사망률 또한 남성이 더 높다. 전체적인 암 사망률은 OECD 회원국보다는 낮

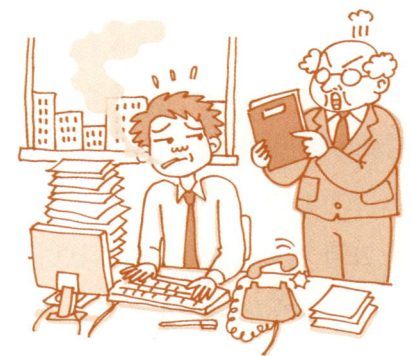

은 반면 성별 암 사망률은 남성은 더 높고, 여성은 더 낮다. 〈2005년 사망원인 통계〉에서도 암 사망률은 남성이 63.1%(4만 1,731명)로 여성(36.1%, 2만 4,497명)보다 압도적으로 더 높았다. 남성의 암 사망률이 더 높은 이유는 남성에게 빈발하는 폐암, 간암 등이 여성에게 빈발하는 암에 비해 예후가 더 나쁘기 때문이다.

표 6 | 성별 암 발생률

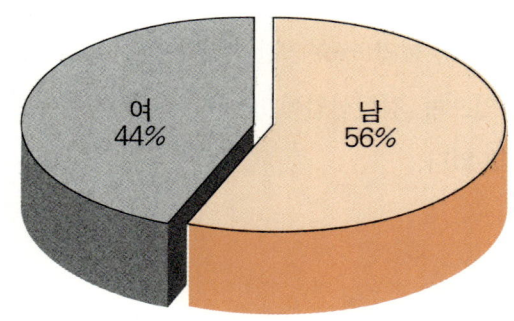

표 7 | 연령표준화발생률의 국제 비교

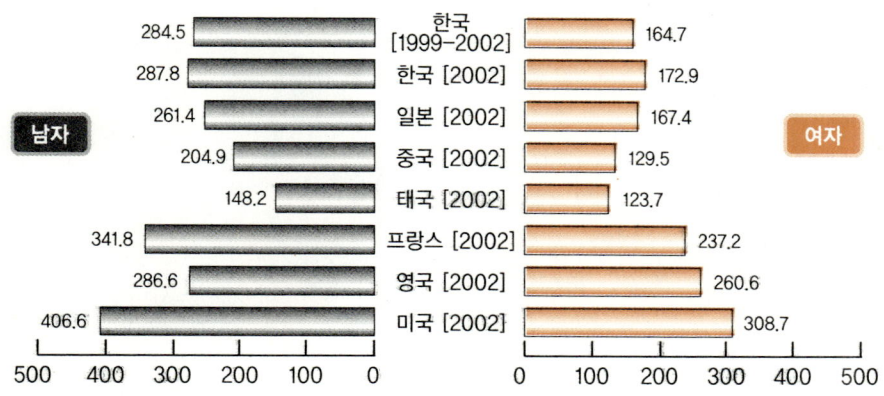

자료원 : GOLOBOCAN 2002, IARC, 2004
연령표준화발생률 : 세계표준인구사용
국제비교를 위해 모든 암에서 피부 기타(C44)를 제외한 발생률임

▶▶▶ 암도 남녀유별

남성에게 빈발하는 암은 위암(24%), 폐암(16%), 간암(15.4%), 대장암(11.6.5%), 방광암(3.2%), 전립선암(3.0%)이다. 대장암과 전립선암을 제외한 암들의 공통적인 발병 원인은 흡연과 음주인 것으로 보아 이들이 암 발생에 매우 중요함을 알 수 있다.

한편 여성은 유방암(16.8%), 위암(15.3%), 대장암(10.7%), 갑상선암(9.5%), 자궁경부암(9.1%), 폐암(6.6%), 간암(6.0%) 순서로 빈발한다. 유방암은 여전히 급격히 늘고 있으며, 갑상선암이 1995년에 비해 246%나 증가해 괄목할 만한 증가세를 보이고 있다.

표 8 | 성별 다발암

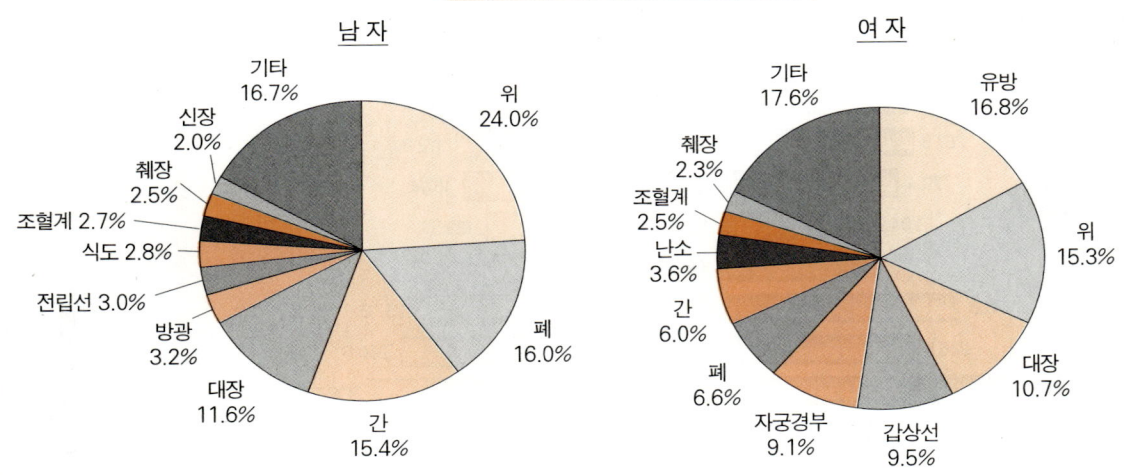

선진국형 암 급증 — 유방암, 전립선암, 대장암

선진국형 암으로 불리는 유방암, 전립선암, 대장암의 급격히 증가하고 있다.

대장암은 1984년 1,257명이었는데 2005년 1만 5,233건을 기록해 20년 만에 12배로 급증했다. 전립선암 역시 매우 급격한 수준으로 증가해 지난 1995년에 비해 무려 211%나 증가했다. 유방암 역시 199%가 증가했다. 그 원인으로는 최근 10년 동안 유방암의 증가는 아이를 갖지 않거나 모유 수유를 하지 않는 여성과 미혼 여성의 증가, 비만과 운동 부족 등 서구화된 생활 패턴과 식사 패턴이 가장 유력하다.

선진국형 암이 증가하는 가장 큰 이유는 식생활의 변화 탓이다. 이 세 암의 공통적인 위험 요인이 바로 지방, 정제된 탄수화물, 동물성 단백질이 풍부한 음식을 많이 먹거나, 야채와 섬유질을 적게 섭취하는 식습관이기 때문이다. 흡연 또한 이러한 암 발생을 증가시킨다고 알려져 있다. 반대로 지방질이 적거나 신선한 과일과 야채를 많이 섭취하면 대장암, 유방암, 전립선암을 예방할 수 있다.

표 9 | 주요 암 발생비율

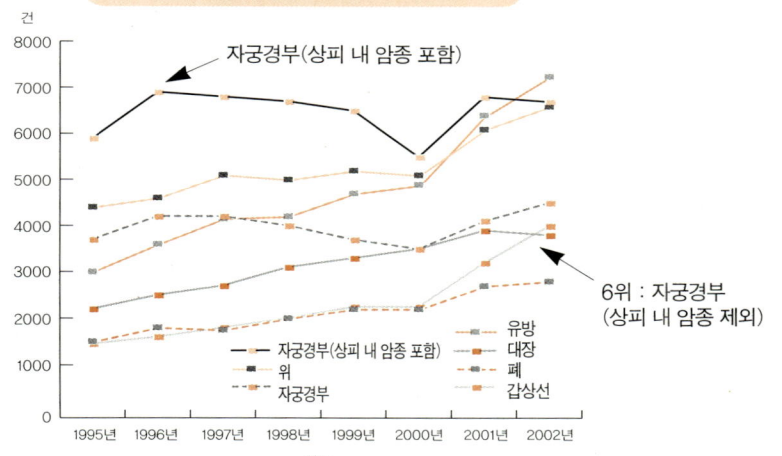

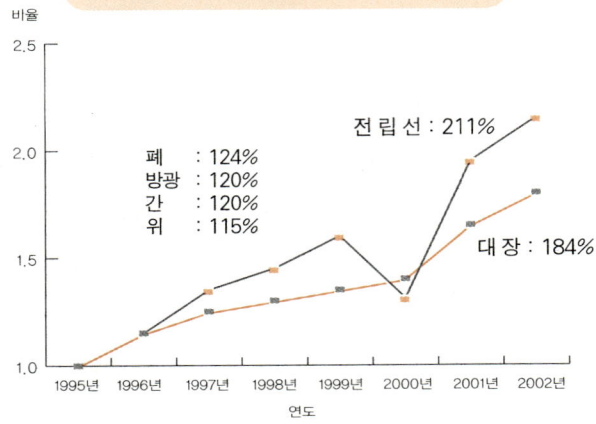

▶▶▶ 55세 이후부터 암 정기 검진 받아야

　나이별 암 발생률은 60~64세(15%), 65~69세(13.8%), 55~59세(12.4%), 70~74세(10.3%)순이었다. 55세 이후 급속하게 암 발생률이 높아지기 때문에 이 때부터는 암 정기검진에 특별히 관심을 가져야 하며, 암 예방을 위한 식생활 개선과 적절한 운동이 반드시 필요하다. 가족력이 있는 경우에는 30세부터 미리 정기적으로 검진을 받아야 한다.

표 10 | 연령별 암 발생비

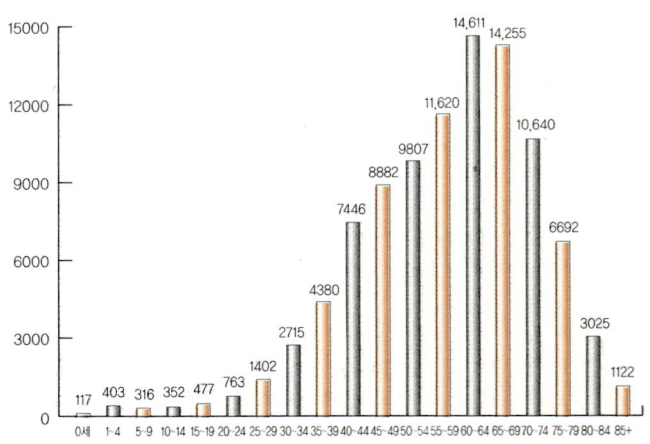

암 유병률과 생존율

책의 앞부분에서 암은 결코 '완치'라는 말을 사용하지 않는다고 말했다. 암에 걸렸는데도 사망하지 않았다면 살아있다는 의미로 생존율(survival rate)이라 한다. 일반적으로 5년 간 재발 없이 생존했다면 암이 잘 치료된 것으로 간주하므로 '5년 생존율'이 중요하다. 국가암등록자료에서 1993년 등록자 중 2002년까지 암으로 진단받은 환자 중 2005년 12월 31일을 기준으로 생사가 확인된 780,273건에 대한 생존율을 분석해 보았다. 그 결과, 전체 암의 5년 관찰생존율은 44.4%로 암 발생자 10명 중 약 4명이 5년 이상 생존한다. 성별로는 남성 35.7% 여성 55.7%로 여성의 생존율이 더 높은 것으로 보고되었다. 이는 여성에 흔한 유방암, 자궁경부암, 갑상선암에 걸렸을 때 생존율이 더 높기 때문이다.

10년을 전·후반으로 나눠보면 전반기(1993~1997년)은 41.7%, 후반기(1998~2002년)는 46.3%로 생존율은 점차 증가하고 있었다. 이는 진단 기술 발달로 조기 검진 환자가 많아지는데다, 치료 기술 또한 나날이 좋아지고 있기 때문이다.

전체 암의 5년 상대생존율은 한국이 41.4%로 일본의 41.2%와 비슷한 수준이다. 한편 한국인에게 빈발하는 암의 1998년~2002년 5년 생존율은 위암 49.7%, 자궁경부암 80.4%, 간암 14.7%로 미국인의 해당 암 5년 생존율보다 더 높았다. 미국인의 경우 위암은 24.3%, 자궁경부암 71.6%, 간암 10.8%의 생존율을 보였다. 반면, 우리나라 폐암 환자의 생존율은 미국과 비슷하며, 대장암과 유방암 환자는 다소 낮았다. 전체 암에서는 미국이 5년 생존율이 우리나라보다 더 높았는데, 이는 예후가 좋은 전립선암(98.4%, 발생율 1위)과 유방암(88.6%, 발생율 2위)의 발생 빈도가 높기 때이다.

표 11 | 암의 5년 생존율

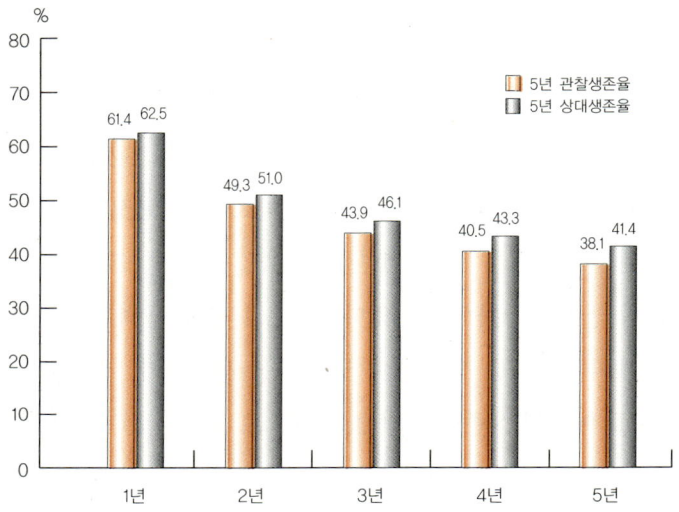

표 12 | 주요 암의 5년 상대 생존율

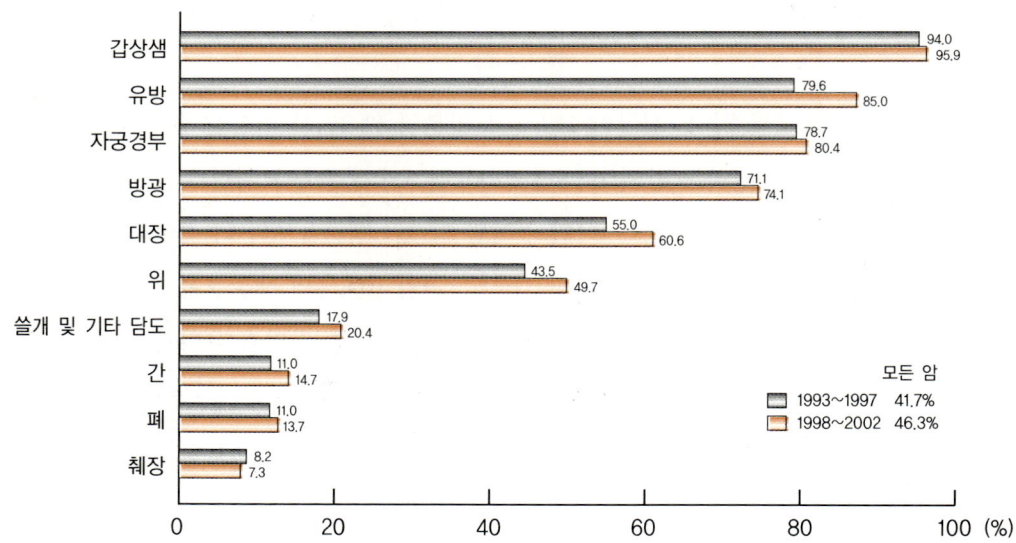

표 13 | 생존율 국제 비교

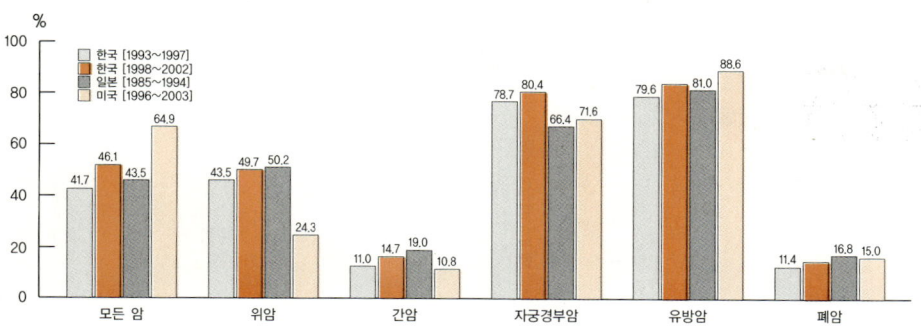

서울 사람은 대장암, 부산 사람은 간암

1993년~1997년 서울·부산·대구·강화 4개 지역의 암환자 발생 기록을 토대로 인구 1백 명당 암에 걸릴 가능성을 예측한 바에 의하면, 회를 많이 먹는 부산 사람은 간암, 고기를 많이 먹는 서울 사람은 대장암 발병률이 높다. 부산은 낙동강 유역의 민물고기 섭취 등으로 간디스토마나 간염의 발병률이 높은 지역적 특성을 지니는데 이것이 암으로 이어질 수 있음을 시사한다. 반면, 서울 지역은 육류 중심의 식생활과 서구화된 생활 방식이 대장암·유방암 발병률을 높이는 것으로 추정된다.

한편 인구 10만 명당 암 발생률은 남자의 경우 부산 304명 〉 서울 286명 〉 대구 270명 〉 강화 238명 순이다. 여자는 서울 172명 〉 부산 169명 〉 대구 164명 〉 강화 113명이다. 서울과 부산은 산업화가 먼저 시작되어 다른 지역에 비해 공해물질에 더 노출된 것도 암 발생률을 높인 하나의 원인일 수 있다. 전체 암 발생율은 남성은 전남, 경북, 경남, 대구, 전북, 충북, 충남이 전국 평균보다 높았다. 여성은 대구, 대전, 광주, 인천, 서울이 더 높았다.

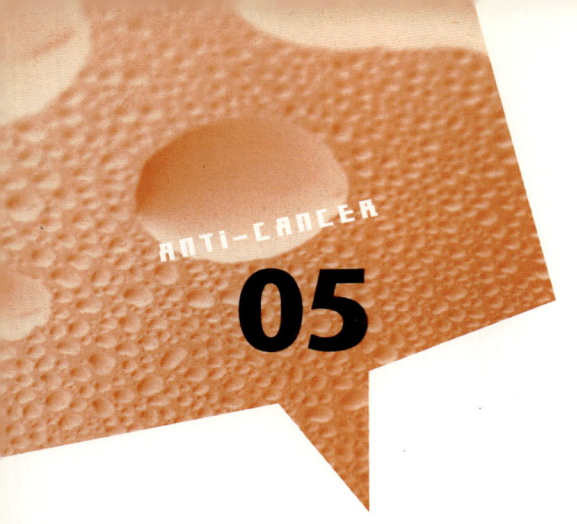

암도 징후를 보인다

    많은 사람들이 암을 두려워한다. 자칫 치료시기를 놓치면 사망하는 것은 물론 치료과정 또한 끔찍하리만큼 괴롭기 때문이다. TV 드라마나 영화를 통해 보여지는 암환자들의 모습은 정말 고통 그 이상이다. 항암 치료 중에는 구토를 일으키는 일은 흔하다. 머리카락도 숭숭 빠져 몰골도 흉해진다. 말기가 되면 몰핀과 같은 마약종류의 진통제를 투약할 정도로 엄청난 통증을 호소한다. 게다가 너무나 드라마틱하게도 대체로 말기가 되도록 환자 자신은 암이라는 것을 전혀 눈치도 못 채기 일쑤이다. 대부분의 암이 증상이 거의 없기 때문이다.

    암은 말 그대로 암(癌)적인 존재이다. 가능한 빨리 사라져야 할 존재이므로 발생 초기부터 자신을 철저히 숨기기 위해 통증을 억제하는 물질을 분비한다. 그래서 자각증상만으로는 암을 알아차리기가 쉽지 않다. 그렇다면 검사에만 의존해야 할까? 검사와 검사 사이에는 어떻게 해야 할까?

    암이 발생한 경우, 아무리 증세가 없다고 해도 자세히 관찰하면 몸의 이상을 알 수 있다. 가장 대표적인 것이 이유를 알 수 없는 체중 감소이다. 특별한 이유도

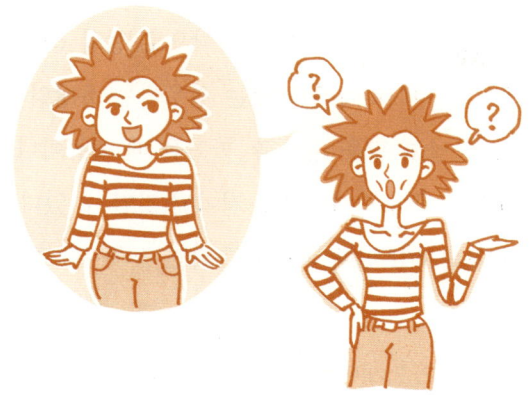

없이, 스트레스도 안 받았는데 갑자기 살이 빠진다면 암이 숨어 있거나 갑상선기능항진증·당뇨병 등이 가장 의심된다.

위 암 ◀◀◀

   소화불량, 속쓰림, 딸꾹질, 트림, 신물, 짜장면 같은 똥, 토혈, 체중 감소 등 각종 증세가 다 나타날 수 있다. 즉 특이증상이 없다.

식도암 ◀◀◀

   음식물이나 물을 삼킬 때 목과 명치 사이, 즉 앞가슴에서 걸리는 느낌이 든다. 특히 초기에 딱딱한 음식보다는 물과 같은 음료 종류를 마실 때 걸리는 느낌이 들기 때문에, 이 경우 즉시 내시경검사를 해야 한다.

▶▶▶ 유방암

비누를 묻히고 유방을 손가락으로 살살 문지를 때 딱딱해졌거나 커지면서 안 움직이는 덩어리가 만져지는 경우에는 유방암을 의심해야 한다. 겨드랑이 속에다 손을 넣고 팔을 내린 후 만졌을 때 땅콩이나 사탕처럼 만져지는 경우는 유방암이 겨드랑이 임파선으로 전이된 것일 수 있다. 한쪽 젖꼭지가 기어 들어가거나 유두를 짜보았을 때 피가 나온다면 젖꼭지에 생긴 암을 의심할 수 있다.

▶▶▶ 후두암

2주 이상 쉰 목소리가 지속되거나 마른 기침을 계속하는 경우에는 흉부 X선검사와 내시경검사를 통한 성대검사를 해보아야 한다.

▶▶▶ 폐 암

초기 폐암은 흉부 X선검사로는 나타나지 않는다. 성대로 가는 신경이 폐암에 의해 마비되는 경우 목소리가 쉬기도 한다. 마른 기침이나 가래에 피가 섞여 있는 경우에 의심할 수 있다.

유방암의 자가진단, 이렇게 해보자

거울보기

❶ 거울 앞에 서서 양쪽 유방크기, 피부색깔, 유두의 방향 등을 살핀다.
❷ 손을 머리 위로 올린 채 유방을 관찰하고 몸을 좌우로 돌리며 살핀다.
❸ 손을 허리에 얹고 어깨를 앞쪽으로 기울인 채 유방을 살핀다.

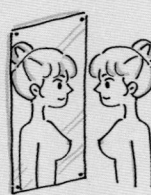 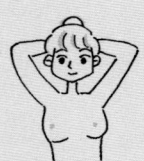 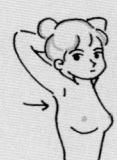 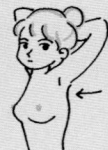 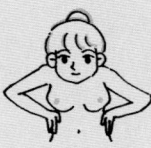

서서 만져보기

❶ 왼팔을 머리 뒤로 올리고 오른쪽 세 손가락 끝마디에 비누거품을 묻힌 채 시계 방향으로 유방의 바깥쪽에서 유두 쪽으로 원을 그려보고, 쓸어 올리거나 내리면서 만져보아 멍울이나 부분적으로 피부가 두꺼워지지 않았는지 살펴본다.
❷ 유두를 가볍게 짜서 분비물이 나오는지 살핀다.

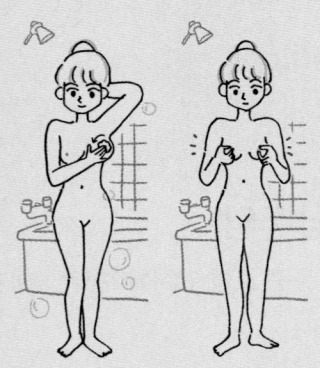

누워서 만져보기

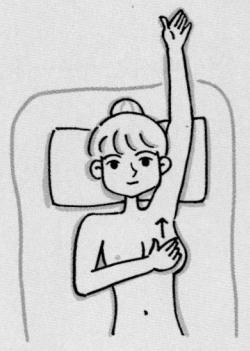

❶ 가슴에 힘을 빼고 누워서 한쪽 팔을 올리고 반대 손가락으로 원을 그리거나, 쓸어 올리거나 쓸어 내리는 방법으로 유방전체와 겨드랑이를 만져본다.

▶▶▶ 임파선암

    목 주변에 1cm 이상의 만져지는 덩어리가 여러 개 있으면서 줄어들지 않는다면 결핵, 임파선암, 백혈병 등을 의심할 수 있다.
    단, 어린아이들의 경우 목 주위에 조그마한 덩어리들이 만져지는 경우는 대부분 감기에 의한 일반적인 염증이다.

▶▶▶ 간 암

    B형 간염이나 C형 간염 환자의 경우 특히 주의해야 한다. 둔한 우상복부 통증이나 갑작스럽게 생긴 황달, 체중 감소, 진한 색의 소변 등이 있는 경우에 의심할 수 있다.

▶▶▶ 담도암

    통증 없이 갑자기 황달이 생기는 경우 담도암이나 췌장암, 간암일 수 있다.

▶▶▶ 췌장암

    소화가 조금씩 안 되면서 이유 없이 살이 빠지는 경우 췌장암이 의심되며 간혹 정신상태가 불안한 경우도 있다.

대장암 ◀◀◀

갑자기 변비가 생기거나, 흔하진 않지만 잦은 설사가 지속될 경우 대장암을 의심할 수 있다. 40대 이후에 배변습관이 이처럼 변한다면 반드시 검사를 해보아야 한다. 우측에 생기는 암은 별 다른 증상은 없으나 빈혈을 일으킬 수 있고, 좌측에 생기는 암은 혈변을 유발하기도 한다.

전립선암 ◀◀◀

전립선암과 전립선 비대증은 일반적으로 구별할 수 없으나, 50대 이상의 남성이 밤에 소변을 4번 이상 보거나 소변줄기가 많이 약해지고 소변을 점점이 끊어서 볼 경우에 의심할 수 있다.

신장암 · 방광암 ◀◀◀

40대 이상의 흡연 남성이 통증이 없는 혈뇨를 볼 경우에는 방광암을 의심해 볼 수 있다. 신장암의 경우에는 혈뇨 색이 콜라에 물을 탄 듯 거무스름한데, 간이 나쁜 경우에도 비슷하게 나올 수 있다.

▶▶▶ 구강암

여성들의 경우 입안이 자주 헐곤 하는데 여러 군데 돌아가면서 허는 경우에는 암일 확률이 낮다. 하지만 한군데가 좀처럼 낫지 않고 지속적으로 헐 경우에는 암일 확률이 매우 높다. 한편 입안이 여러 군데가 돌아가면서 헐면서 회음부 부근에도 궤양이 함께 생기는 경우에는 베체트씨증후군을 의심할 수 있다. 이 병일 경우 암은 아니지만 눈의 각막을 손상시켜 시력을 잃을 수 있으므로 전문의와 상의해야 한다.

▶▶▶ 피부암

피부에 좀처럼 낫지 않는 궤양이나 점점 커지면서 피가 나는 점이 있는 경우 피부암이나 흑색종을 의심할 수 있다. 점에서 생기는 흑색종의 경우는 매우 악성이므로 바로 전문의와 상의해 검사를 받아야 한다.

▶▶▶ 자궁경부암

일반적으로 자궁암으로 불리는 것은 바로 자궁경부암으로 자궁의 입구에 생기는 암이다. 성관계 후 바로 출혈을 보이는 경우 즉시 검사를 받아야 하며 잘 낫지 않는 냉증이 있는 경우에도 검사를 받아야 한다.

자궁내막암 ◀◀◀

생리와 생리 사이에 부정기적으로 통증 없는 출혈이 찔끔찔끔 나올 경우 자궁내막암일 가능성이 있다. 단, 생리와 생리 사이 한 번 나오는 출혈은 정상적인 배란출혈일 경우가 많다. 자궁내막암을 의심하는 경우에는 자궁내막을 검사하는 소파수술과 같은 조직검사를 해야 한다.

난소암 ◀◀◀

특별한 증상은 거의 없다. 단, 40~50대 여성이 갑자기 아랫배 쪽이 불룩 나오면서 누웠을 때 배가 옆구리 쪽으로 축 처지고, 움직일 때 뱃속에서 물이 출렁거리는 것과 같은 느낌이 든다면 복수가 찬 것이므로 초음파검사상 난소에 종양이 없더라도 난소암을 의심할 수 있다. 난소암은 크기가 점점 커지는 암도 있지만, 깨알 같은 암이 뱃속에 암세포를 퍼뜨려서 복수를 차게 하고 자신은 숨어 있는 경우도 있기 때문이다.

갑상선암 ◀◀◀

환자 본인이 알 수 있는 증상이 거의 없다. 갑상선기능이 높아지면 손발이 떨리고 심장이 뛰며 얼굴에 열이 나면서 체중은 줄어든다. 그러면서 식욕이 엄청 증가하는 경우도 간혹 있다. 반대로 갑상선기능이 떨어지면 식욕은 떨어지는데 몸이 붓고 만사가 귀찮으며 살이 찌고 추위를 잘 타게 된다. 손으로 혹이 만져지든 안 만져지든 초음파검사를 통해 종양의 여부를 알 수 있고, 조직검사로 대부분 진단된다.

▶▶▶ 백혈병

영화에도 종종 등장하듯 백혈병에 걸리면 코피 등 출혈이 잦아진다. 하지만 가끔 나는 코피나 잇몸의 단순출혈은 상관이 없다. 백혈병으로 인한 출혈은 잘 멈추지 않는 잇몸 출혈이나 코피, 커다랗게 드는 멍 등이다. 무언가에 부딪히기만 하면 멍이 든다고 호소하는 여성들이 많은데 이것은 혈관이 약하기 때문에 멍이 드는 것이지 병은 아니다. 하지만 멍이나 잇몸 출혈 등이 너무 잦다면 간단한 혈액검사를 받아보는 것이 좋다.

표 11 | 종류별 암의 증상

종류	증상
방광암 신장암	- 통증이 없는 혈뇨(주 증상) - 요통 - 빈뇨(40대 이후 흡연자인 경우 특히 의심해 봄)
유방암	- 만져지는 덩어리(단단하고 커지면서 움직이지 않는 덩어리) - 피부가 두꺼워지고 유두에서 피가 남 - 겨드랑이에서 사탕이나 땅콩 크기의 덩어리가 만져짐(임파선으로 전이됨)
자궁경부암 자궁암	- 성관계 후에 있는 출혈 - 지속적이며 비정상적인 냉 또는 생리통 - 많은 양의 출혈
자궁내막암	- 생리와 생리 사이의 부정기적인 출혈(단, 생리와 생리 사이의 배란출혈은 정상)
대장암	- 항문출혈(대변과 섞여서 나오는 출혈) - 대변검사시 혈변 - 배변습관의 변화(지속적인 변비 또는 설사) - 빈혈(혈액검사상 헤모글로빈 수치가 10 이하일 때 의심)

후두암	- 쉰 목소리 - 지속적으로 나는 기침
백혈병	- 창백한 얼굴 - 피로, 체중 감소, 코피 - 잦은 염증이나 감기, 잦은 멍 - 뼈나 관절 통증
폐암	- 지속적으로 나는 기침 - 피가 섞인 가래, 가슴통증 - 체중 감소
임파선암	- 임파선 종대(1cm 이상일 경우 검사를 받아야 함) - 가려움증 - 야간에 식은땀을 흘림 - 지속적으로 열이 나고 체중 감소
구강암	- 입, 혀 또는 인두의 지속적이고 만성적인 궤양(한 부분에 계속될 경우 반드시 조직검사를 받아야 함)
난소암	- 대부분 증상 없음 - 복수가 찰 경우 갑자기 아랫배가 나옴 - 암 크기가 크면 배가 전체적으로 점점 불러옴
전립선암	- 약하거나 끊기는 소변 - 허리아래, 골반 또는 허벅지의 지속적인 통증
피부암	- 피부 아래 종양 - 만성궤양 - 크기가 변하는 점 - 피부 한 부분이 계속 아픈 경우
위암	- 소화불량 - 상복부 동통 - 체중 감소
고환암	- 만져지는 덩어리, 두꺼워진 음낭 - 고환의 크기가 커짐 - 고환이나 음낭의 통증 - 아랫배나 사타구니의 동통 - 유방의 통증이 심해짐
간암	- 거의 없음

06

암, 일찍 발견하면 고친다

"달도 정복했는데 암쯤이야…." 1971년 미국의 닉슨 대통령이 암 정복 사업에 매년 수십억 달러의 예산을 지원하는 '국가 암 법'에 서명할 때 많은 사람들이 그렇게 생각했다. 하지만 암은 그렇게 호락호락한 존재가 아니다. 달은 분명히 눈에 보이는 대상이지만 암은 그렇지 않다. 숨바꼭질 대장인 암은 언제 어디에 생길지 알 수 없다. 하나의 암세포가 진단이 가능한 1cm 정도로 자라는데는 길게는 수십 년이 걸리기도 한다. 물론 암도 자신이 자라고 있다고 신호를 보낸다. 하지만 그 신호가 소화불량이나 기침처럼 너무나 일상적이고 미약한 탓에 여간 주의를 기울이지 않으면 놓치기 십상이다.

암을 조기발견하는 가장 좋은 방법은 정기검진이다. 세계보건기구(WHO)는 암 발생인구 중 1/3은 예방이 가능하고 1/3은 조기진단만 되면 어느 정도 완치가 가능하며, 나머지 1/3의 환자도 적절한 치료를 한다면 완화가 가능하다고 보고 있다. 특히 우리 나라에서 가장 흔한 위암, 유방암, 자궁경부암, 대장암 등은 조기에 발견할 경우 대부분 수술로 완치가 가능하나 지속적인 식이요법과 생활습관의 변화, 면역증강요법이 꼭 필요하다. 문제는 조기발견이다.

대부분의 암이 조기에 발견해서 치료하면 5년 생존율이 80~90%에 달하지만 말기에 발견하면 5년 생존율은 10% 미만이다. 발견시기가 암환자의 생명을 좌우한다고 해도 지나친 말이 아니다. 그래서 정부에서는 '국가암조기검진사업'을 마련해 보다 많은 국민들이 경제적인 부담없이 암 검진을 받을 수 있도록 제도를 마련하고 있다. 의료보험 대상자와 건강보험 보험료 하위 30%의 저소득층은 보건소에서 무료로 5대암(위암, 유방암, 자궁경부암, 간암, 대장암)을 검진받을 수 있다. 건강보험의 나머지 대상자들은 검진비의 일부를 본인이 부담하면 된다.

단, 이 검사들은 스크리닝(screening)검사이므로 의심이 가는 경우에는 더 정확한 정밀진단을 받아야 한다. 검사에서 이상이 없다고 하더라도 체중 감소나 다른 증상이 나타날 경우에는 검사를 받은 지 1달밖에 안 지났다 하더라도 다시 한번 검사를 받아보는 것이 바람직하다. 일부 암들은 초기가 아님에도 불구하고 겉으로 드러나지 않는다. 위암의 경우 암세포가 보이지 않도록 위의 뒷벽에서 자라거나, 간암의 경우 초음파상에서 간 조직과 똑같은 영상으로 보이는 경우도 있어 암이 어느 정도 크더라도 알아채지 못하는 경우가 있기 때문이다.

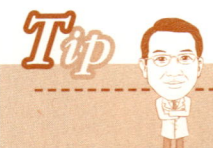

6대암 조기검진을 위한 조언

∞ **위암** : 만성위염 등 소화기 질환이 있으면 꾸준히 진료 받으며 필요하면 암검사도 한다. 증세가 없어도 40대 이후는 1, 2년에 한 번씩 위 내시경검사나 위 조영 술검사를 받는다. 특히 가족력이 있고 헬리코박터 파이로리균이 있는 경우에는 정기검사가 꼭 필요하다. 필자가 본 한 환자의 경우 만성위염이 심했고 위 궤양이 계속 재발되어 1년에 1, 2번씩 매년 내시경검사를 한 결과 7년 만에 위암을 발견한 경우도 있다. 이 사람의 부인도 4년 전에 필자에게서 위암 판정을 받아 위절제술을 받았기 때문에 이 부부의 자녀들은 꼭 위암 유전자검사가 필요한 경우이다.

∞ **간암** : B, C형 간염 바이러스 보유자와 만성 간질환자는 4~6개월마다 혈액검사와 초음파검사를 함께 받아야 한다.

∞ **대장암** : 40세 이후에는 매년 1회씩 대변 잠혈(潛血)검사를 받는다. 50세 이상이면 잠혈검사와 함께 5년에 한 번씩 대장 내시경검사도 받아야 한다. 5년 간격으로 검사를 받는 이유는 대장에 작은 혹이 생긴 뒤 본격적인 암으로 진행하기까지 약 5~10년이 걸리기 때문이다. 가족 중 대장암 환자가 있거나 55세 이전에 대장암이 발생했다면 40세 이후부터 대장 내시경검사를 받는다. 용종이 있으면 매년 검사를 받아야 하고, 용종이 없는 경우에는 2년마다 검사를 받는 것이 좋으며 유전성이 강하므로 대장암 유전자검사를 꼭 받는 것이 좋다.

∞ **유방암** : 20세 이후 매달 자가검진을 한다. 40세까지는 3년마다, 40세 이후는 매년 검진을 받도록 한다. 40~50세는 1~2년마다, 50세 이후에는 매년 유방 X선검사를 받는다. 우리 나라는 젊은 여성이 유방암에 걸리는 경우가 많으므로 젊은 여성이라고 방심하면 안 된다. 미혼이거나 출산을 안 한 여성들은 조직이 단단하여 유방 X선검사보다는 유방 초음파검사를 받는 것이 암진단에 더 유리하다. 특히 가족 중에 유방암에 걸린 사람이 있는 여성은 유전성이 강하므로 꼭 암 유전자검사를 받아야 한다.

∞ **자궁경부암** : 25세 이상, 기혼 여성, 성경험이 있는 만 20세 이상의 여성은 매년 자궁경부 세포진검사를 받도록 한다. 계속적으로 3년 동안 검사해서 이상이 없는 경우는 2년마다 검사를 받는다. 이 때 자궁경부암을 일으키는 HPV(휴먼 파필로마 바이러스)검사를 같이 받는 것이 좋다.

∞ **폐암** : 흡연자는 1년에 2회 이상 가슴 X선 사진을 찍고 가래세포검사를 받아야 한다. 하루에 1갑 이상 20년 넘게 흡연한 45세 이상의 성인은 저선량 CT를 받아보는 것이 좋다.

표 12 | 한국인에게 흔한 암을 조기 진단하는 방법과 장단점

종 류	검 사 방 법	장 점	단 점
위 암	내시경검사	- 정확한 진단 - 조직검사나 간단한 치료가능	- 환자의 구토감, 고통 (수면내시경 가능)
	위장 조영술검사	- 비교적 수월함 - 전체적인 모양을 볼 수 있음	- 정확도 떨어짐 - 조직검사 불가능
간 암	알파 피토 단백검사	- 간편 저렴한 혈액검사	- 정확도 떨어짐*
	간 초음파검사	- 비교적 정확하고 통증 없음	
유방암	단순 유방촬영술	- 전체적인 모양을 볼 수 있음 - 병변 발견에 유리함	- 젊은 여성(치밀유방)*에서는 감별력 떨어짐
	유방 초음파검사	- 국소 병변의 정밀진단	- 의사에 의한 촉진을 같이 시행하여야 함
대장암	항문 수지검사	- 간단하고 저렴함	- 정확도 떨어짐 - 항문주변, 하부직장암만 검사 가능
	CEA 검사	- 간편한 혈액검사 - 대장암 재발여부 확인	- 정확도 떨어짐 - 위양성, 위음성 높음
	대장 촬영술	- 전체 모양 병변 확인에 유리	- 조직검사 불가능
	대장 내시경검사	- 정밀진단이 가능함	- 환자의 고통(수면내시경 가능)
	3차원 대장 CT	- 고통 없음, 입체영상	- 조직검사 불가능 · 고비용
자궁경부암	질 세포진검사	- 간편하고 저렴함	- 신뢰도 낮음
	원추 조직검사	- 정확성	- 침습적인 검사
	HPV(휴먼 파필로마 바이러스)	- 간편함	- 예방 가능
폐 암	흉부 방사선 촬영		- 유용성 없음
	객담 세포진검사		- 유용성 없음
	흉부 CT 검사	- 정확한 진단 가능함	- 고비용, 초기 진단이 불가능한 경우 있음
식도암	내시경검사	- 정확한 검사 가능함	- 환자의 고통
방광암	요 세포진검사	- 간편함	- 낮은 신뢰도
	방광경, 요로 조영술	- 정확한 검사 가능함	- 환자의 불편함
전립선암	직장 수지검사	- 간편하고 저렴함	- 위음성 높음
	PSA 검사	- 간편한 혈액검사	- 위양성 높음
	직장 초음파검사	- 가장 정확함	- 고비용

* 암유전자 검사가 가능.
  수면내시경 : 심한 호흡기질환자, 심장병 환자는 가급적 금하는 것이 좋음.

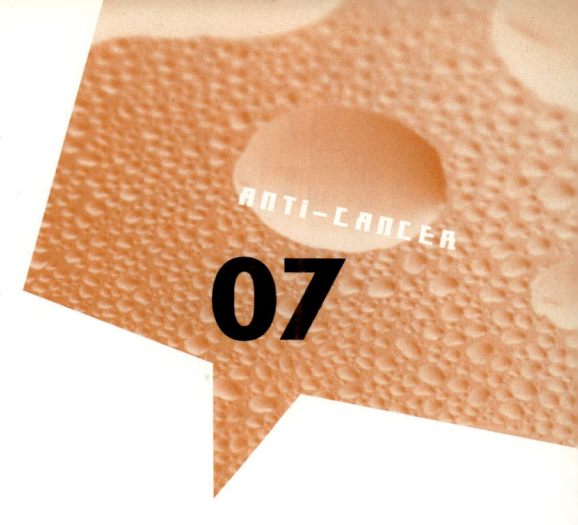

07

현대의학에서 암을 치료하는 방법

몸에서 암이 발견되면 치료를 서둘러야 한다. 많은 사람들이 알고 있는 것처럼 항암 치료는 부작용이 심하다. 암세포를 적으로 간주하고 완전히 없애는 데 치료의 초점을 맞추기 때문이다. 수술로 도려내고 화학약품으로 죽이며, 방사선으로 태우는 등 다양한 방법을 사용하는데 이 과정에서 주변 조직이나 건강한 정상세포도 영향을 받아 인체의 다른 기능도 떨어지게 마련이다. 그래서 지금 이 시간에도 가능한 부작용을 줄이는 다양한 암 치료 방법들이 연구되고 있다.

수술요법 ◀◀◀

암 절제수술의 역사는 약 100여 년 전으로 거슬러 올라간다. 초기에는 합병증이나 후유증이 심해 사망률이 아주 높았지만 현재는 수술로 인한 사망률은 1~2%로 낮아졌다.

수술을 하는 목적은 암의 근원은 물론 근처에 있는 림프선까지 제거해 전이를 방지하는 데 있다. 수술 후에는 항암제 복용이나 방사선요법 등 보조요법을 같이 하게 된다.

1970년대까지는 암이 발생한 부위를 가능한 넓게 잡아 수술하는 확대수술이 주류를 이뤘다. 이것은 암이 발생한 부위는 물론 가장 먼저 전이되는 림프선까지 광범위하게 제거해 암을 뿌리뽑겠다는 의도이다. 그러므로 암을 제거하기에는 알맞았으나 수술 부위가 넓은 탓에 그만큼 합병증과 후유증도 심했다. 겉으로 드러나는 신체의 일부를 절단해야 했던 환자의 대부분은 환지통(신체의 일부를 절단한 후에도 그 부위가 몸에 있다고 느끼는 착각에서 비롯된 통증)에 시달렸고, 특히 유방을 절제한 여성환자들의 경우 여성성의 상징을 잃었다는 상실감에 심각한 우울증을 앓기도 했다.

이처럼 암 절제수술이 오히려 환자들의 삶의 질을 떨어뜨리자 1980년대부터 가능한 수술 부위를 작게 만드는 저침습 수술이 대세를 이루었다. 암이 발생했다고 해서 그 부위를 모두 절제하는 것이 아니라 가능한 적게 도려내 위나 유방 등 일부를 남겨 두어 남아 있는 신체 장기가 기능을 잃지 않는 방향으로 수술 방법이 발전하고 있다. 예를 들어 직장암을 수술할 경우 과거에는 림프선을 절제하고 수술을 하는 동안 자율신경이 손상되어 배뇨와 남성의 성기능 장애를 일으켰으며, 인공항문을 다는 경우가 흔했다. 하지만 근래에는 림프선을 제거하기는 하지만 자율신경과 항문괄약근은 보존해 수술 후유증은 최대한 줄이고 항문의 기능은 살리는 방법으로 수술하고 있다.

수술이라고 하면 흔히 메스로 배나 가슴을 가르는 개복, 개흉 수술을 떠올리는데 최근에는 레이저를 이용한 수술도 많이 시행되고 있다. 레이저를 이용한 수술 방법은 내시경 끝에 레이저를 부착해 종양으로부터 0.5~10cm 거리에서 레이저

열에너지로 태워버리는 것으로 폐암, 식도암, 위암, 대장암, 방광암, 자궁경부암, 뇌종양, 후두암, 설암, 자궁경부암 등에 이용되고 있다. 위장관이나 담낭, 폐암을 수술하는 경우에도 복강경이나 흉강경을 이용하면 장운동 회복이 빨라 음식물을 빨리 섭취할 수 있고 흉터도 거의 남지 않는다.

암 수술에 있어 림프선 절제는 매우 중요하다. 암세포가 전이되는 경로 중 림프관을 통하는 경우가 가장 흔하기 때문이다. 그런데 림프선 역시 절제 후 부종 등 부작용이 심했다. 그래서 최근에는 전이된 림프선만 찾아 절제하려는 노력이 이루어지고 있다.

많은 사람들의 경우 대부분의 암은 초기에 발견하면 수술을 통해서 어느 정도 치료될 수 있다. 하지만 수술경과가 좋다 하더라도 일부에서는 3~4년 뒤 암이 다른 곳으로 전이되어 재발되는 경우가 의외로 많다. 왜냐하면 암이 자라서 우리 눈에 보이는데 최소 5~10년이 걸리고 또한 그 중 일부는 검사에서 나타나지 않기도 하며, 피나 림프관을 통해서 눈에 보이지 않는 암세포가 전신으로 퍼져 나가 특정된 부위에 자리잡고 다시 자라나기도 하기 때문이다. 이런 경우에는 수술이 잘되었다 할지라도 전이된 암으로 인하여 나중에 사망할 수 있다. 따라서 조기 암 수술을 아주 잘 받은 경우라 할지라도 반드시 자신에게 맞는 방법을 통해 면역력을 기르고 보이지 않게 전이된 암세포를 억제하거나 없애는 것이 아주 중요하다. 생활습관 교정과 식이요법, 운동을 통해 면역력을 높이고 암세포를 억제할 수 있으므로 자신에게 맞는 생활 속의 건강을 실천하는 것이 중요하다.

▶▶▶ 항암화학요법

암세포를 줄이는 약물은 합성화학약품과 자연추출물로 구별된다. 항암제는 암세포가 분열할 때 유전자를 만들지 못하게 함으로써 암이 퍼져 나가는 것을 막는다. 즉 세포분열을 막아 암을 억제한다. 수술로는 암이 완전히 제거되지 않은 경우 재발이나 전이를 막기 위해, 수술 전 암의 크기를 줄여야 할 때 항암제를 투여한다. 특히 전신으로 빠르게 퍼지는 혈액암(백혈병, 림프종양)은 수술이나 방사선 치료가 불가능하므로 항암제로 치료한다.

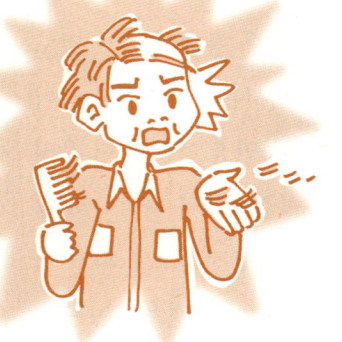

항암제는 혈관에 직접 주사하기도 하고 경구 복용하기도 하는데, '항암제'하면 다들 끔찍한 부작용을 떠올릴 정도로 부작용도 만만치 않다. 머리카락이 숭숭 빠지고 계속되는 구토가 대표적인 항암제의 부작용이다. 이 같은 부작용이 나타나는 것은 항암 치료를 받는 동안 몸 안에서 분열하고 성장중인 건강한 세포들도 공격을 받아 죽기 때문이다.

그래서 정상세포는 피해가고 암세포만 공격해 가능한 부작용을 덜 일으키는 항암제가 개발되고 있다. 간암처럼 암이 특정 부위에 국한된 경우에는 해당 장기의 대문 역할을 하는 혈관에 항암제를 일반 투여량의 2~10배 투여하고 빠져나오지 못하도록 하는 '고농도요법'을 적용한다. 이렇게 하면 전신으로 퍼지는 일반 항암제보다 부작용이 적고 암세포는 훨씬 많이 죽일 수 있다.

이보다 진일보한 방법이 암세포만 공격하는 '스마트 항암제'이다. 유전공학의 발달에 힘입어 속속 개발되고 있는 스마트 항암제 가운데 대표적인 것은 항체를 이용한 것이다.

외부에서 세균이 침입하면 우리 몸에서는 이 세균을 죽일 항체를 만들어 낸다. 암세포에 맞서는 특정 항체를 개발해서 암세포만을 골라 죽이는 것이다. 기존 항암제와 달리 정상세포에 대한 독성, 즉 탈모와 구토 등 항암제의 부작용이 거의 없어 정상적인 생활을 영위할 수 있다. 하지만 이것은 아주 일부 암에서만 성공을 거두어 일부 환자에게만 사용되고 있으며 아직은 많은 연구가 필요하고 임상실험이 필요한 단계이다.

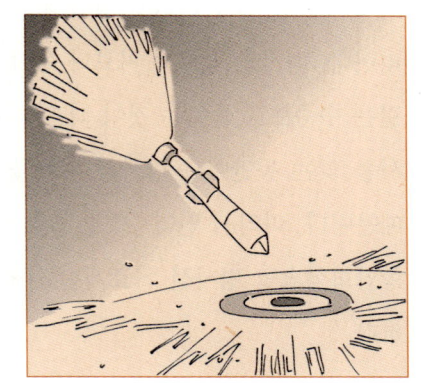

또 다른 종류는 암세포의 성장을 억제하는 것이다. 만성골수성백혈병과 위장관벽에 생기는 일부 암에 효과가 입증된 글리벡이 대표적이다. 백혈병 세포에는 정상세포에는 없는 특이한 단백질(bcr/abl)이 있는데 이것이 암세포에 신호를 보내 무한정 분열하도록 유도한다. 글리벡은 이 단백질이 신호를 보내지 못하게 해 백혈병 세포의 성장을 방해하는 물질이다. 암세포를 죽이는 기존 항암제와는 달리 암을 지니고도 오래 살 수 있게 해주는 약이다. 당뇨병이나 고혈압을 지니고 평생 살아가는 것처럼 암과 공존하는 셈이다.

약물 치료로 암세포를 완전히 없앨 수는 없다. 하지만 완전히 없애지는 못할지라도 암세포 증식을 억제하고 환자의 생존기간을 연장하기 위해 약물 치료를 하는 것이 환자의 삶의 질을 높이는 방법이다. 특히 유방암과 같은 고형암 환자들의 생명 유지에는 종양을 줄이는 것보다 종양세포의 증식을 억제하는 것이 더 효과적이라는 연구결과도 있다.

  약물 치료로 인한 부작용을 줄이기 위해서는 암환자의 영양상태가 아주 중요하다. 특히 항암 치료 전에 면역증강요법과 영양요법, 비타민요법 등을 통하여 자기 자신의 방어체계와 건강상태를 향상시켜야 부작용을 줄이는 동시에 항암요법의 효과를 더 높일 수 있다. 비타민 C는 우리 몸의 면역을 일으키는 성분 중에서 가장 중요한 것의 하나로 항암 치료 전에 고용량의 비타민 C를 복용하는 것이 유리하다. 하지만 방사선 치료나 항암 치료를 시행하는 중에는 그 용량을 일반인과 같은 수준으로 줄이는 것이 더 낫다는 보고가 있다. 고용량의 비타민 C가 항암주사를 맞는 동안이나 방사선 치료를 받는 순간에는 그 효과를 떨어뜨릴 수 있기 때문이다. 따라서 면역증강요법을 시행하는 전문의와 상의하여 본인의 수술이나 항암화학요법 방사선 치료계획표에 맞추어서 비타민요법을 조절하는 것이 중요하다.

표 13 | 주요 항암제와 부작용

명 칭	적응중	증 상
사이크로 포스마 마이드(CPM)	악성 림프종, 폐암, 유방암, 난소암, 소아암	백혈구 감소, 혈소판 감소, 빈혈, 오심, 구토, 탈모, 식욕부진, 출혈성 방광염
5-후루오로 우라실(5-FU) 경구용 : 테가풀 카모풀 유에프티 후트라풀 카페시타빈(-TS-1)	두경부암, 유방암, 위암, 대장암, 간암	백혈구 감소, 오심, 구토, 설사, 식욕부진, 색소침착, 구내염, 손발 증후군
사이토신 아리비노사이트	급성 비림프성 백혈병	백혈구 감소, 혈소판 감소, 빈혈, 오심, 구토
빈그리스틴	급성 림프성 백혈병, 폐암, 악성 림프종, 소아 고형암	신경 장해, 탈모
시스프라틴(CDDP)	두경부암, 폐암, 식도암, 위암, 난소암, 자궁암, 고환 종양	콩팥기능 장해, 신경 장해, 빈혈, 오심, 구토, 백혈구 감소, 혈소판 감소
다우노마이신	급성 비림프성 백혈병	백혈구 감소, 혈소판 감소, 빈혈, 오심, 구토
메토트렉세이트(MTX)	급성 백혈병, 유방암, 자궁 융모성 종양, 두경부암	심근 장해, 간기능 장해, 백혈구 감소, 오심, 구토, 탈모, 식욕부진, 구내염

▶▶▶ 방사선요법

방사선의 위력은 암의 원인에서도 설명한 것처럼 엄청나다. 건강한 인체에 암을 비롯한 각종 질병을 일으키는 방사선은 암 치료에도 이용된다. 모든 암세포는 방사선을 충분히 쬐면 죽는다. 문제는 무서운 방사선에 정상세포까지 노출되어 함께 괴사하거나 기능을 잃는다는 점이다. 즉 암세포가 죽을 만큼 방사선을 쬐는 것은 현명하지 못하지만 적절히 활용하면 암 치료에 전방위적인 도움이 된다.

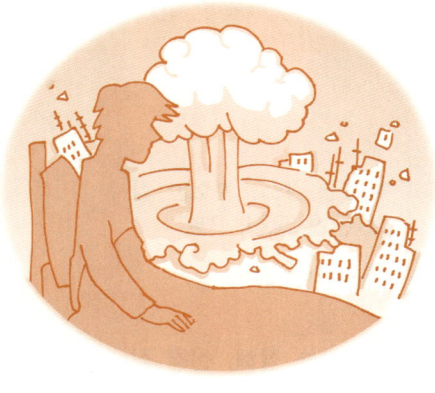

정소나 뇌 등 방사선에 민감한 일부 암의 경우 방사선에 노출되는 것만으로도 쉽게 암세포를 없앨 수 있다. 조기 유방암이나 육종은 종양을 절제한 후 고선량의 방사선을 쬐면 암세포를 없앨 수 있다. 암의 크기가 너무 커 수술이 힘든 경우 미리 방사선을 조사하면 수술이 가능한 크기로 암이 줄어들며 암세포의 활동능력을 떨어뜨려 수술 중 전이를 막아주기도 한다. 물론 이 때 정상세포는 보호하면서 암세포만 방사선에 노출되도록 하는 것이 중요하다. 방사선은 수술처럼 인체를 훼손하는 것이 아니므로 인체의 기능과 미용적인 면을 유지할 수 있다는 장점이 있다.

방사선이 보조적인 요법으로만 사용되는 것은 아니다. 뇌종양 수술에 이용되는 감마 나이프나 사이버 나이프는 대표적인 방사선 수술 방법이다. 환자의 머리를 고정한 뒤 여러 방향에서 가느다란 방사선을 종양 부위에만 수백 번 쬐어 암세포를 파괴시킨다.

방사선 치료의 가장 무서운 합병증 중 하나가 치료받은 부위의 세포나 장기가 파괴되고 많은 부분이 원래의 기능이나 형태로 회복되는데 문제가 발생한다는 점이다. 특히 복부에 방사선을 강하게 오래 쬔 경우에는 방사선으로 인한 대장염이나 방광의 기능상실이 올 수 있다. 그러나 가장 무서운 합병증은 일부에서 또 다른 암인 백혈병이나 갑상선암을 유발할 수도 있다는 점이다. 따라서 환자 본인의 세포재생능력이나 면역능력을 방사선 치료 전이나 방사선 치료 중에도 유지해야 하며, 방사선 치료 후에는 세포의 재생을 위해 자신에게 맞는 식생활과 비타민요법 등을 반드시 병행해야 한다.

호르몬요법 ◂◂◂

19세기 말 영국의 비트손(Beatson)이란 의사가 진행유방암 환자의 난소를 떼어낸 후 암세포가 없어진 것이 호르몬요법의 효시이다.

여성의 에스트로겐, 남성의 안드로겐과 같은 성호르몬은 유방암이나 난소암·자궁암·유방암 등이 자라는데 영향을 준다. 이런 호르몬이 분비되지 못하도록 여성에게는 남성호르몬을, 남성에게는 여성호르몬을 투입해 암세포 증식을 억제하는 방법이 호르몬요법이다. 여성, 남성 모두 부작용으로 갱년기 증상이 나타나거나 여성에게는 남성화를, 남성에게는 여성화를 나타나게 한다는 단점이 있다.

표 14 | 호르몬 제제와 부작용

명 칭	적응증	부작용
타목시펜	유방암	오심, 출혈, 외음소양 (일반적으로 경미)
메드록시 프로게스테론 아세테이트	유방암 자궁체암	체중증가, 부종, 혈전성 질환, 출혈
에스트로겐	전립선암	간지질 대사 이상, 단백뇨, 음부 소양증, 남성유방 비대증
졸라덱스	유방암(재발)	관절통, 혈압변화, 홍보, 발한, 성욕감퇴
고나도레린(LH-RH)	폐경 전 유방암(재발)	복통, 두통, 오심, 구토

▶▶▶ 유전자치료법

일부 암의 경우는 일종의 유전적 질환이다. 그러므로 세포의 유전적 변형을 유도하거나 치료용 유전자를 세포에 넣어 유전자 결함을 교정한다면 암을 치료할 수 있다. 즉 유전자를 재조합하는 것으로 암뿐만 아니라 알츠하이머병, AIDS, 류머티스성 관절염, 심혈관질환, 신경 손상 등 많은 분야에 응용될 수 있어 활발하게 연구되고 있다.

유전자 치료 방법에는 여러 가지가 있다. 암세포의 자살을 유도하거나, 면역세포를 활성화시켜 암을 치료하는 암 백신 유전자 치료법, 화학요법이나 방사선에 대한 암세포의 감수성을 증가시켜 정상세포에 대한 독성을 극소화하면서 암세포를 효과적으로 제거할 수 있도록 하는 방법 등이 있다. 최근에는 암세포에서만 선택적으로 증식하여 암세포를 살상하는 종양세포를 증식하는 등 부작용은 줄이면서 치료효과를 극대화하는 새 치료법이 개발되어 주목을 받고 있다.

특히 국립암센터가 암세포에 나타나는 특정 유전자를 찾아 파괴하고, 그 자리에 치료용 세포살상 유전자를 주입하는 지능형 유전자치료법을 연구하고 있어 향후 결과가 주목되고 있다. 이 방법은 유전자 치료제가 암세포에만 작용하는 특성이 있으며, 암 유전자 파괴와 치료용 유전자의 투입이 동시에 일어나 효과가 배가되는 장점이 있다.

하지만 치료용 유전자를 원하는 부위에 안전하게 전달하는 유전자 전달체의 개발이 선행되어야 한다. 성공적인 유전자 치료를 위해서는 치료유전자를 인체에 안전하고 효과적으로 전달할 수 있는 유전자 전달체 개발이 필수적이지만 이에 대한 연구가 아직 미흡하기 때문이다.

조혈모세포 ◀◀◀

1996년 미국에 사는 한 해외입양아의 이야기가 전 국민을 울렸다. 이야기의 주인공은 바로 백혈병을 앓고 있는 성덕 바우만 군. 그는 가능한 빨리 골수이식을 받지 않으면 생명이 위급한 상황이었다. 그러나 조직형(조직적 합성 항원)이 일치하는 골수를 구하기는 쉽지 않았다. 원래 골수의 조직형이 일치할 확률은 친형제 간에도 25%에 불과한데다 혈연관계가 아닌 경우 20만 명 중 1명에 그치기 때문이다. 급기야 성덕 바우만 군은 한국의 생모를 찾기 위해 고국에 연락을 취했다. 생모나 형제로부터 골수를 받을 수 없었으나 결국 또래 젊은이 서한국 씨와 조직형이 일치해 골수이식수술을 받고 생명을 되살릴 수 있었다.

백혈병, 재생 불량성 빈혈과 같은 혈액암 환자들의 유일한 희망은 바로 골수 이식이다. 바로 골수 속에 백혈구, 적혈구 혈소판을 만들어 내는 조혈모세포가 있기 때문이다. 조혈모세포는 말 그대로 피를 만들어 내는 어미세포이다. 문제는 누구나 다 골수 이식을 받을 수 있는 것이 아니라는 점이다. 조직형이 일치하기 힘든데다 기증자 또한 많지 않아 일치하는 조직형을 찾기가 더욱 힘이 들기 때문이다.

최근에는 본인이나 가족이 병에 걸렸을 때 사용하기 위해 제대혈(탯줄에서 나오는 혈액으로 조혈모세포와 줄기세포를 추출할 수 있다)을 보관해두는 경우가 많아지고 있다. 조혈모세포 이식은 비단 혈액암뿐만 아니라 면역결핍 환자들과 유방암, 난소암, 전립선암, 뇌종양 등 고형암 치료에도 일부에서 효과가 있다.

▶▶▶ 온열요법

BC 4000년경 히포크라테스는 약물로 치유되지 않는 자는 수술로 치유되고, 수술로 치유되지 않는 자는 온열요법으로 치료할 수 있으며, 온열요법으로 치료되지 않는 자는 치료가 불가능하다고 했다.

몸이 아프면 대부분 열부터 난다. 열이 나면서 신진대사가 촉진되고 신진대사가 촉진되면서 세균이나 바이러스를 물리치는 힘도 강해진다. 건강을 유지하기 위한 자연적인 반응이다. 그런데 암환자들은 일반적으로 체온이 정상체온(36.7℃)보다 낮다. 암세포가 면역세포의 공격을 피하기 위해 뇌신경 중 체온을 조절하는 기능을 무기력하게 만드는 물질을 내보내기 때문이다. 더욱이 암환자의 영양상태가 불량해지면 체온이 더 급격히 떨어진다.

 반대로 암환자의 체온을 높이면 암세포를 없앨 수 있다. 실제로 1960년대 무렵에 육종암 환자들이 병원에서 고열이 수반되는 감염으로 며칠씩 끙끙 앓고 나더니 암이 흔적도 없이 사라졌다는 보고도 있다.

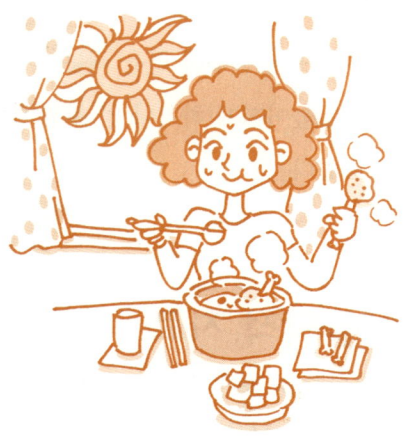

 보통 열이 나면 식욕도 떨어지고 몸도 불편하다. 가뜩이나 체력이 좋지 않은 암환자에게 열을 가하면 건강한 세포들도 타격을 받지 않을까?

 건강한 세포에 열이 전해지면 혈관을 통해 곧바로 빠져나가도록 되어 있어 세포 내부는 항상 37℃를 넘지 않는다. 또한 실험실에서 행한 동물세포의 반응을 보면 46℃의 고열에도 견딜 수 있다. 하지만 암세포는 유전자 결함이 있는 세포이다. 놀라운 속도로 세력을 확장하는 무서운 놈이지만 정상세포처럼 완벽한 구조를 지닐 수는 없다. 혈관이 정상적으로 형성되어 있지 않고 세포벽 또한 완벽하지 않아 열을 차단시킬 수가 없어서 열에 쉽게 손상을 받게 된다. 41℃ 이상의 열에서는 암세포의 세포 괴사를 일으키는 세포 독성이 나타난다. 반대로 정상세포는 국소적인 열을 견딜 수 있기 때문에 세포 괴사가 암세포보다는 덜 일어난다. 고온 상태에서는 방사선이나 항암제 치료 효과도 높아진다. 단, 우리의 뇌세포는 체온이 42℃ 이상일 경우에는 이상을 일으킬 수 있으므로 온열요법은 몸 전체를 뜨겁게 하는 것이 아니라 암세포가 있는 특정 부위만 찾아내어 그곳에 열을 가하는 방법으로 행해진다.

이를 위해 일부러 열을 내는 박테리아나 동식물 성분을 주입해 체온이 39~40℃까지 높아지게 하거나 암 부위에만 정확히 열을 가하는 등 다양한 방법을 적용하고 있다.

▶▶▶ 생물학적 치료

면역력을 높이는 가장 대표적인 치료법인 미슬토(Mistletoe) 주사는 참나무·전나무·소나무 등에 기생하는 겨우살이 나무를 원료로 한다. 오염이 안 된 20년생 천연나무를 약재로 선택하는데, 모든 암에 사용할 수 있지만 숙주에 따라 효능이 다르다. 미슬토 주사는 2007년 3월 21일 〈조선일보〉 건강 편에서 대체의학 치료 중에서 암환자에게 효과가 있는 대표적인 것으로 꼽혔다.

전나무에서 추출한 것은 구강암·후두암·폐암 등 호흡기계 암에, 사과나무에서 추출한 것은 자궁암·난소암·유방암 등 여성암에, 서양물푸레나무에서 추출한 것은 전이방지나 전이된 암에, 떡갈나무에서 추출한 것은 위암·간암·대장암 등 소화기암에 효과가 있다. 그러나 환자의 특성에 따라 반응이 다르기 때문에 환자의 상태에 따라 처방 역시 바뀐다. 환자 개인의 체질과 의사의 판단에 따라 변수는 무궁무진하다. 필자와 같이 10년 이상 경험이 있는 의사와 의논하는 것이 중요하다. 왜냐하면 많은 종류의 면역 증가 건강식품이 다 좋은 것은 아니기 때문에 선별해서 서너 가지 정도만 쓰는 것이 좋다.

겨우살이가 암에 탁월하다는 입소문이 퍼지면서 숲에서 겨우살이를 채취하는 사람들도 많다고 하는데 미슬토는 주사로 사용해야만 효과적이다. 항암 효과와 면역 증가 효과가 있는 단백질이 위에서 파괴되기 때문이다.

버섯추출물 역시 면역증강에 효과가 있다. 버섯류의 세포벽 성분인 베타-글루칸 계열의 다당체를 주 성분으로 개발된 버섯추출물 주사 역시 종류가 다양하다. 렌티난은 수술이 불가능한 위암 환자나 재발 위암 환자에게 쓸 수 있다. 일주일에 두 번 투여하는데 정맥에 주사해야 하기 때문에 반드시 병원에 가야 한다. 경구용 항암제인 테가푸르와 같이 투여한다.

자궁경부암의 경우, 방사선 치료와 함께 시조피란(소니피란)을 일주일에 1~3회 주사하면 방사선 치료 효과를 높일 수 있다. B형 간염 치료에 사용하는 인터페론 역시 면역력을 높이는데, 일부 백혈병에만 효과적이다. 하지만 완전한 것은 아니다.

한편 암 치료를 위해 생물의 일부를 사용할 경우도 있다. 그 가운데 대표적인 것이 상어 연골을 이용하는 것이다. 암세포가 자라기 위해서는 새로운 혈관을 만들어야 한다. 상어 연골에는 새로운 혈관이 만들어지는 것을 막는 엔도스타틴, 안지오스타틴이 많이 함유되어 있다. 이 성분들은 암세포가 증식하는 것을 막는데 효과가 있다. 특히 엔도스타틴은 동물실험 결과 항암 효과가 뛰어난 것으로 나타나 미국 국립암센터에서도 현재 임상시험 중에 있다. 상어 연골은 간암을 비롯하여 유방암, 자궁암, 췌장암, 전립선암 등에 효과가 있다. 반면 백혈병에는 아무 효과가 없다. 냉동액상 상어 연골이 가장 효과가 좋지만 비용이 상당히 비싸다는 것이 흠이다.

생물학적 치료의 또 다른 방법으로 동물의 세포 추출물을 주사하는 세포요법(live cell therapy)이 있다. 동물 태아의 장기세포 추출물을 암의 종류에 따라 주사하는 것인데, 추출물을 주사하면 새로운 세포가 살아난다는 원리이다. 하지만 미국에서 부작용으로 환자가 숨진 경우가 있어 법적으로 수입과 시술이 금지되고 있다.

비타민 C 고용량 요법은 일주일에 세 번씩 용량을 10mg부터 시작하여 70mg까지 올린 후에 다시 10mg으로 줄이는 것이다. 최소 12mg 이상을 써야 암환자에게는 항상 효과가 나타난다. 동물 실험에서는 항상 거의 100% 효과가 있지만, 사람에게는 약 10% 정도만 효과가 있는 것으로 보고되었다.

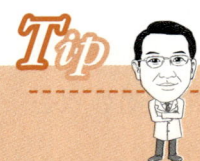

암 예방백신 시대가 왔다

자궁경부암 예방백신의 임상시험 결과 100% 효과가 있었다는 미국 의학자의 발표를 계기로 전문가들조차도 코방귀를 뀌었던 암을 예방하는 백신에 대한 관심이 높아지고 있다.

미국 국립암연구소(NCI) 존 실러 박사는 최근 "글락소 스미스 클라인이 성생활 경험이 없는 1100명의 여성을 대상으로 자궁경부암을 일으키는 2종류의 바이러스(HPV) 감염을 차단하는 예비 임상시험 결과 효과가 100%인 것으로 나타났다."고 밝혔다.

실러 박사는 "이 백신은 앞으로 보건당국의 승인을 받아 3~5년 안에는 시판될 수 있을 것"이라면서 "성생활을 시작하지 않은 젊은 여성에게만 효과가 있다는 한계가 있지만 암을 막는 백신이 개발에 성공했다는 점에서 놀랄 만한 연구 성과"라고 강조했다. 2007년 10월경이면 자궁경부암의 원인인 HPV 예방 백신이 일반인에게 제공된다.

이처럼 글락소 스미스 클라인의 자궁경부암 예방백신 개발 성공은 다른 경쟁 제약사에 암백신개발에 대한 프로젝트 구상에 한층 추진력을 불어넣을 전망이다. 특히 전문가들은 "글락소 스미스 클라인뿐만 아니라 MSD·화이자 등 그 동안 상당수의 외국 제약사들이 암예방백신 개발을 암암리에 추진해 왔다는 점에서 이번 임상시험 결과는 암 예방백신 개발의 불꽃 튀는 경쟁체제로의 돌입을 의미하는 것"이라고 풀이하고 있다.

자궁경부암뿐만 아니라 AIDS, 말라리아, 결핵 백신은 세계보건기구가 중점적으로 연구를 독려하고 있는 분야이다. 현재 임상단계에 있는 말라리아 백신의 경우 6~8개월 정도 효과가 있는 것으로 밝혀졌는데 2007년쯤 나올 것으로 보인다. 또 세계화 시대에 해외여행이 잦은 여행자들을 위해 개발중인 여행자 백신도 4년을 전후로 선보일 것이 확실시된다. 나이가 들면 면역력이 떨어져 노인들에게 잘 걸리는 폐렴 등 호흡기 질환에 대한 백신도 몇 년 안에 선보일 가능성이 높다. 이러한 예측이 가능한 것은 이미 오래 전부터 백신 전문가들 사이에 연구 성과물의 신뢰성에 대한 인식의 공감대가 형성되어 있기 때문이다.

지난해 9월 스페인 바르셀로나에서 열린 국제 백신심포지엄에서 글락소 스미스 클라인 몬세프 슬라우니(면역학자) 박사는 "미래의 백신은 질병예방 차원을 넘어 질병을 치료도 한다는 보다 적극적인 의미를 담고 있다."면서 "앞으로 각종 암이나 만성질환 치료제로서 백신 역할은 더욱 부각될 것"이라고 말했다.

이처럼 치료약으로서 백신은 '파맥신(pharmaccine)'이라고 부른다. 제약과 백신을 의미하는 합성어로 치료와 예방을 동시에 할 수 있으며 특히 암이나 난치성 만성질환과 같은 치료에 활용될 수 있다.

파맥신으로 현재 가장 유력한 의약품은 이번에 예비 임상시험에 성공한 자궁경부암과 동물실험을 성공적으로 마치고 임상이 진행중인 AIDS 백신이다. 그런 점에서 해외 백신 전문가들은 파맥신은 AIDS뿐만 아니라 B형 간염·C형 간염·폐암·유방암·피부암의 일종인 흑색종·알레르기 같은 자가면역질환 등에 활용될 수 있을 것으로 보고 있다.

몬세프 슬라우니 박사는 "피부암의 일종인 흑색종의 임상시험에서는 암세포가 현저하게 감소했다는 사실을 확인했으며 폐암 환자 400여 명의 경우 수명을 연장시키는 결과를 얻었다."고 설명했다. 이런 가운데 해외 전문가들 사이에는 유방암 백신의 경우 빠르면 내년 중 선보일 가능성이 높다는 의견도 조심스럽게 나오고 있다.

한편 지구상 감염성 질환으로 목숨을 잃는 사람들은 20초마다 11명이 발생하고 있다. 백신은 건강한 사람을 대상으로 한다는 점에서 부작용 등에 대한 논란도 끊이지 않고 있지만, 악성 질병일수록 치료 이전에 적극적인 예방이 무엇보다 중요하다는 점에서 그 역할은 더욱 강조되고 있다.

| 백신 | 1796년 영국의 에드워드 제너가 당시 사망률이 40%에 달했던 천연두를 막기 위해 처음 개발했다. 질병을 일으키는 바이러스를 약하게 만들어 인체에 주사하면 몸의 면역세포가 자연스럽게 항체를 형성해 바이러스에 대한 면역력을 갖도록 함으로써 질병을 예방한다는 개념이다.

≪출처 : 서울경제신문. 2003년 9월 23일≫

ANTI-CANCER
08

생활 속에서 암을 잡는다

　　흥부와 놀부 중 누가 더 오래 살았을까? 전래동화에서는 흥부는 잘먹고 잘살게 되었고 놀부는 벌을 받았다로 끝이 나지만, 그 후의 이야기를 만든다면 아마도 놀부가 더 오래 살았을 것이다. 이런 생각에는 나름대로 근거가 있다. 판소리 '흥부가' 중 놀부의 만행을 묘사한 부분을 보자.

　　놀부는 삼강오륜도 모르고, 오장육부 옆에 심술보가 하나 턱 하니 붙었다고 욕을 할 만큼 온갖 나쁜 짓은 다하고 다녔다. 기분이 나쁘면 제 하고 싶은 대로 맘껏 심술을 부렸으니 대신 스트레스는 쌓이지 않았을 것이다. 반면 흥부는 어떤가. 부모가 물려준 재산도 형에게 모두 빼앗기고, 수많은 식구들 건사하느라 놀부네 집에 구걸하러 갔다가 뺨 맞기 일쑤, 심지어 매품팔이까지 한다. 곤장을 맞아야 하는 동네 사람들 대신 매를 맞아주고 돈을 받는 것이다. 이러니 그의 고초가 오죽 심했겠는가. 제비가 물어다 준 박씨 덕분에 말년에 삶이 피기는 했지만, 젊은 시절 너무 고생을 하고 참기만 했기에 면역력은 놀부에 비해 형편없을 것이다.

술 잘먹고 욕 잘허고 나태하고 싸움 잘하고
초상 난데 춤추기와 불난 집에 부채질하기
오대독자 불알 까기 장에 가면 억지흥정
우는 애기 똥 메기기 빚 값에 계집 뺏고
늙은 영감 덜미 잡고 애밴 부인 배통 차기
우물 밑에 똥누기와 애호박에 말뚝박고
똥누는 놈 주저앉히고 앉은뱅이는 턱살 치고
옹기장수 작대치기
신혼부부 잠자는듸 가만 가만 가만 가만 가만 가만 가만 가만
가만가만히 들어가서 불이야
수절과부 겁탈허기 다된 혼인 바람넣고
만경창파에 배 밑 뚫고 목욕 허는데 흙 뿌리고
기생 보면 코 물어뜯고 자는 애기 눈 벌려 놓기
봉사 보면 인도하여 개천에다 집어넣고
길가는 과객양반 재울 듯이 불러다가 해 다 지면 내어쫓기

실제로 암에 가장 많이 걸리는 성격은 대체로 '자타 공인 법 없이도 살 수 있는 사람'이다. 그럴 법도 한 것이 이런 성격은 자신이 불이익을 당하거나 자신에게 맞지 않는 일이 있어도 좀처럼 표현을 안 한다. 힘든 일이 있어도 식구들에게조차 의논을 하지 않고 속으로만 화를 삭이는 경우가 허다하다. 물론 모두가 이런 것은 아니나, 대체로 기분 나쁘고 힘든 것은 자기 안에만 가두고 남의 말만 잘 들어주다 보니 '천사표' 소리를 듣게 되고, 그런 만큼 스트레스를 드러내기는 더 더욱 힘이 들어 점점 자기 안에 쌓여만 가게 된다.

적당한 스트레스는 생활의 원동력이 되지만 어느 정도 이상의 스트레스가 쌓이면 면역력이 떨어져 매일 발생하는 암세포를 없애지 못해 그들 중 일부가 힘을 뻗치기 시작하면 암이 발생하는 것이다. 밖으로 표현하지 못하는 스트레스가 암의 원인이라는 뜻이다. 스트레스를 적절히 풀지 않는 것이야말로 암을 키우는 최적의 생활습관인 셈이다. 그렇다면 가능한 암을 억제하려면 어떻게 해야 할까?

평소에 항상 필자가 주장하는 것은 세 가지이다. **웃자! 놀자! 잊자!**

이 방법을 사용하면 평소에 쌓인 스트레스도 해소되며 면역력도 높아진다. 따라서 생활 속에서 짬짬이 시간을 내어 습관을 들이는 것이 가장 중요하다.

표 15 | 암 종류별 성장 촉진물질과 억제물질

종 류	촉 진 물 질	억 제 물 질
폐암	흡연	비타민 A, β-카로틴
구강암 비인강암 후두암	알코올 흡연	비타민 A 비타민 B 철분
식도암	알코올 뜨거운 음식	비타민 A 철분
위암	니트라트(숯불고기에서 생성) 아플라톡신, 염분 헬리코박터 파이로리균	비타민 A 비타민 C 비타민 B_{12}
대장암	육류지방 포화지방	섬유질
직장암	알코올	비타민 A 비타민 C 비타민 E 섬유질
췌장암	육류지방	
간암	알코올 아플라톡신(콩과류, 곰팡이, 독성물질, 아이코톡신 곰팡이, 버섯)	비타민 B 복합체
유방암	육류지방 육류단백질 과체중	섬유질 셀레늄
자궁암	과체중	
자궁경부암	흡연 생식기 감염성 질환	비타민 A 비타민 C
난소암	육류지방	비타민 C
전립선암	육류지방	
갑상선암		요오드

▶▶▶ 웃어라, 세상이 너와 함께 웃을 것이다

매일 매일 웃어라. 물론 각박한 현대생활 속에서 마음놓고 한껏 웃을 만한 일은 그리 많지 않다. 정 웃을 일이 없다면 TV 오락프로그램이나 코미디 영화라도 보면서 웃어라.

미국에서 학생들을 두 집단으로 나누어 한 집단은 하루종일 코미디 영화를 보여주고, 다른 한 집단은 슬픈 영화를 보여준 뒤 다음날 항체검사를 해보았더니 코미디 영화를 본 집단의 항체가 최고 200배까지 높았다는 연구 결과도 있다.

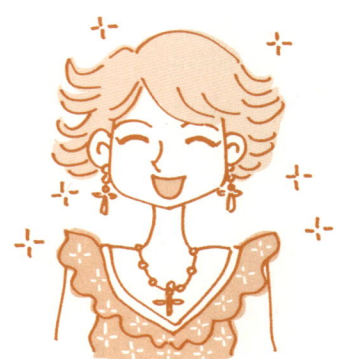

웃을 때는 큰소리로 "하! 하! 하!" 웃자.

근엄한 어른들은 좋은 일, 재미있는 일이 있어도 그저 흐뭇한 미소를 머금는 선에서 그치는 경우도 많은데 그렇게 웃는 것은 면역력 증강에 별 도움이 안 된다. 1분 동안 큰 소리로 웃으면 100m를 달린 것과 같은 효과가 있다. 신진대사를 활발하게 할 뿐만 아니라 에너지 소비도 잘 시켜주므로 비만 예방에도 도움이 된다. 면역력도 좋아져 암은 물론 다른 병도 덜 걸리게 된다.

신나게 놀아보자

　머리부터 발끝까지 우리 몸을 흐르는 모세혈관과 림프관을 모두 합하면 그 길이가 얼마나 될까? 서울에서 부산까지의 거리(315km)에 무려 317배에 달하는 100,000km나 된다. 경부고속도로나 국도에 어느 한 곳이 심하게 막힌다고 가정해보자. 교통체증이 생겨 많은 운전자들이 불편을 겪을 것이며, 유통이나 운송사업 등에 차질이 생길 것이다. 하물며 교통체증만 생겨도 이 같은 피해가 생기는데 서울~부산 간 거리의 300배가 넘는 우리 몸 중 어느 한 곳이 막힌다면 어떻게 될까? 노폐물은 내보내고 산소와 영양분은 공급해야 하는 우리 몸의 정상적인 흐름에 생긴 체증은 불편이나 차질을 주는 것이 아니라 병을 일으킨다. 동맥이 막히면 손끝이나 발끝과 같은 말초 부위가 썩어가듯, 눈에 보이지는 않지만 순환장애가 생긴 곳의 세포가 변형되고 신진대사도 갑자기 나빠진다. 세포에서 생기는 노폐물이나 몸으로 들어온 중금속, 활성산소 등을 제거할 수 없기 때문이다. 결국 피로가 쌓이고 이런저런 병에 걸리기 쉽다. 순환이 잘 안 될 때 생기는 질병 중 가장 무서운 것이 바로 암이다.

　정상세포는 산소가 없으면 신진대사가 이루어지지 않으므로 죽는다. 하지만 암세포는 피가 안 통하는 부분만 죽고 다른 부분은 계속 새로운 혈관을 만들어 확장해 나가기 때문에 산소가 공급되지 않아도 크기가 자랄 수 있다. 따라서 암을 예방하려면 무엇보다 신진대사에 힘을 쏟아야 한다. 몸의 순환을 좋게 하려면 어떻게 해서든 몸을 계속 움직여야 한다. 다시 말해서 운동과 스트레칭을 게을리하지 말라는 뜻이다.

　물론 현대인은 바쁘다. 너무 바빠서 운동할 시간도 없다. 게다가 자동차에서 엘리베이터로 이어지는 생활은 일상생활 속에서 운동할 수 있는 기회마저 박탈한다. 그렇다고 운동을 등한시해서는 절대 안 된다. 아무리 시간을 쪼개도 운동을 할 시간이 정말 없다면 생활 속에서 운동할 수 있는 방법을 찾아야 한다. 필자 역시 진료와 하루에도 2~3개씩 잡히는 미팅 일정 때문에 운동을 하기 곤란한 상황이다. 골프를 좋아함에도 불구하고 필드에 나가지 못한 지 몇 달이나 되었다. 그래서 평소에 빨리 걷기와 스트레칭으로 필요한 운동량을 채우고 있다. 병원에서 차까지 걸어갈 때, 지하철에서 내려서 목적지까지 갈 때 군인처럼 씩씩하게 걷는 것이다. 다른 사람보다 큰 보폭으로 세 배 정도 빠른 속도로 걷는다. 또한 환자들에게 스트레칭을 교육할 때 언제나 시범을 보인다. 가르치면서 내 자신이 스트레칭을 하는 것이다.

　잠깐의 스트레칭만으로도 시원한 느낌이 드는데 이것은 평소에 안 쓰던 근육이나 신체 부위가 운동을 함으로써 순환이 잘되기 때문이다. 이렇게 하면 비만도 예방할 수 있고 오십견이나 경추디스크, 요추디스크 등도 예방할 수 있다. 면역력 증가는 물론 두뇌 발달에도 큰 도움이 된다. 특히 책상에만 계속 앉아 있는 수험생이나 사무직 직장인들이 스트레칭을 자주 하면 도움이 된다. 1시간 공부(일) 후에는 3~5분 동안 스트레칭을 해보자. 집중력도 향상되고 피로감도 덜할 것이다. 요즘 각광받고 있는 요가를 하는 것도 좋다. 요가는 스트레칭과 마찬가지로 면역력을 증강시켜 주고 신진대사를 활발하게 해주는데 큰 도움이 된다. 단, 요가는 잘못할 경우에는 경추나 요추를 다칠 수 있으므로 척추 쪽에 질병이 있는 사람들은 전문가의 도움을 받는 것이 좋으며 무리한 동작은 피해야 한다.

　또 다른 방법은 맘껏 노는 것이다. 예를 들면, 부부끼리 함께 대화를 나누면서 식사도 하고 술도 약간 마신 후에 함께 노래방으로 가서 큰소리로 노래를 부르고 춤을 추면서 즐기는 것이다. 부부는 일심동체, 촌수도 없는 가장 가까운 사이라

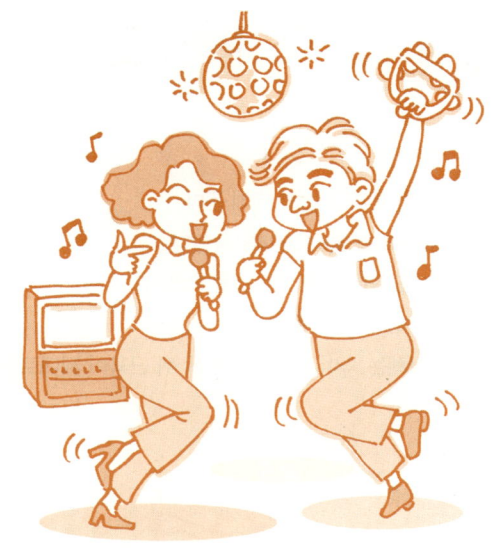

고 하지 않는가. 가장 가까운 친구와 마음 편하게 놀고 웃다보면 마음속에 맺혀 있는 화도 풀어지고 신나게 춤을 추는 동안 저절로 스트레칭 효과가 나타나 신진대사도 활발해지고 면역력도 길러진다. '나는 노래를 못 하는데 어쩌나?' 하는 걱정은 접어두자. 노래방은 즐겁게 놀기 위해서 가는 곳이지 노래자랑을 하러 가는 곳이 아니다. 또 함께 어울려 놀기에는 너무 노래를 잘하는 사람보다는 적당히 박자도 놓치고 음정도 틀리는 음치가 더 재미있는 법이다. 중요한 것은 자신 있게 노래를 부르라는 것이다. 춤을 좋아하는 사람이라면 춤을 배워도 좋다.

Tip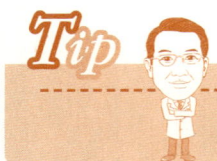
책상 앞에서 하는 3분 스트레칭

[뒷목 스트레칭]

① 양손을 깍지 끼고 머리 뒤에 둔다.
② 손으로 머리를 눌러 고개를 숙인다.
③ 목 뒤의 근육이 늘어나는 것을 느낀다.
④ 약 10초 정도 눌러 준다.

Point | 상체는 숙여지지 않아야 목 뒤 근육이 제대로 스트레칭 된다.

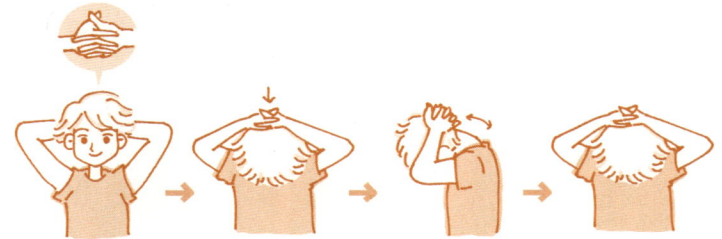

[팔 스트레칭]

① 양손을 깍지 끼고 앞으로 뻗는다.
② 등이 둥글게 되도록 한다.
③ 상체는 숙이지 않는다.

Point | 등을 둥글게 만들어야 한다.

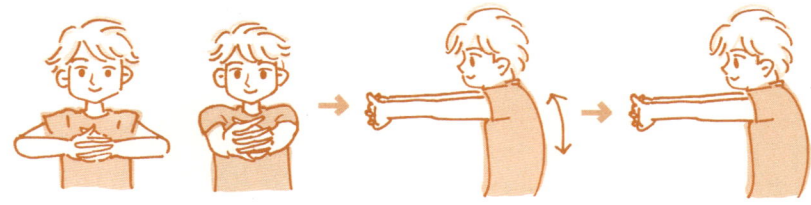

[가슴 펴기]

① 의자 앞쪽으로 나와 걸터앉는다.
② 양손을 뒤로 뻗어 등받이를 잡는다.
③ 잡은 상태에서 가슴을 뒤로 젖힌다.
④ 시선은 정면을 보도록 한다.

Point | 어깨를 펴고 가슴을 최대한 젖힌다.

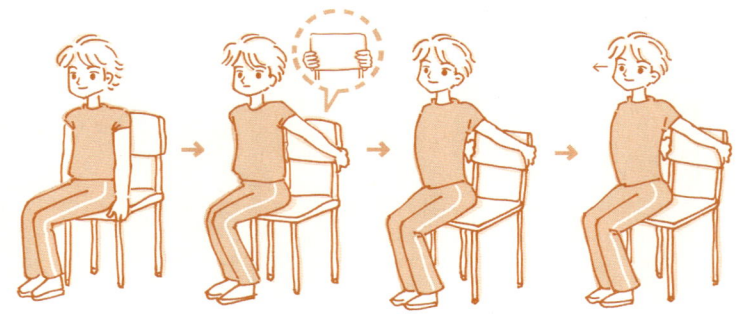

[옆구리 스트레칭]

① 양손을 깍지 끼고 위로 뻗는다.
② 팔이 굽혀지지 않도록 한다.
③ 천천히 한쪽으로 최대한 굽힌다.

Point | 하체는 움직이지 말아야 한다.

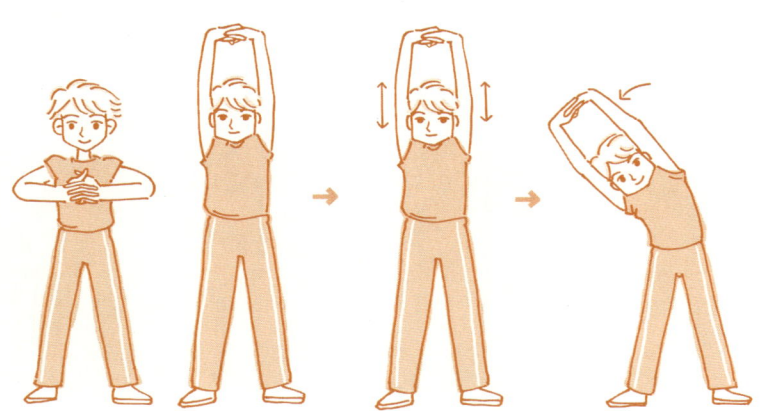

[몸통 스트레칭]

❶ 의자 앞쪽에 걸터앉는다.
❷ 허리와 몸통을 돌려 등받이를 잡는다.
❸ 돌린 상태에서 10초간 버틴다.
❹ 반대편도 같은 방법으로 실시한다.
Point | 시선은 돌아간 방향을 보도록 한다.

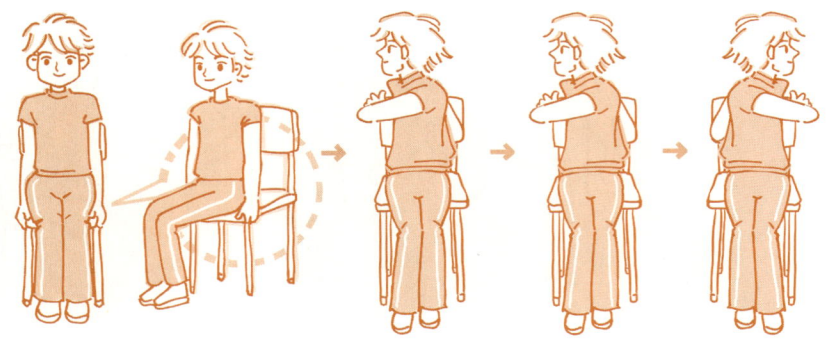

[다리 들어올리기]

❶ 의자에 앉아 한쪽 다리를 뻗어 올린다.
❷ 이때 무릎은 완전히 펴도록 한다.
❸ 다리를 최대한 들어올린다.
❹ 올린 상태에서 10초 정도 버틴다.
Point | 시간을 조금씩 늘려 가도록 한다.

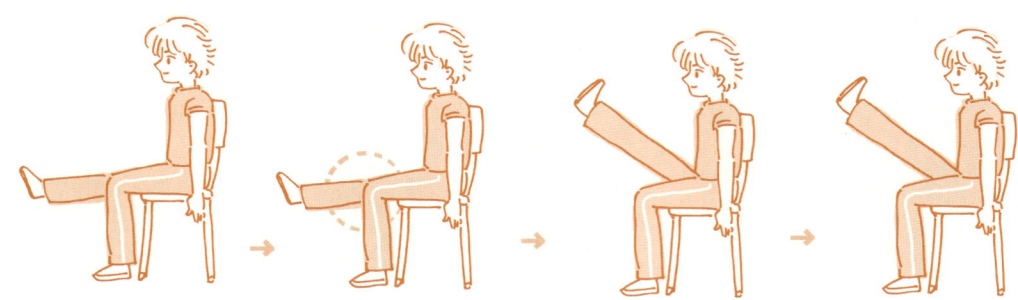

[한쪽 발로 앉았다 일어나기]

① 책상에 의지해서 한발로 중심을 잡는다.
② 천천히 무릎을 굽힌다.
③ 무릎을 굽힌 상태에서 10초간 정지한다.
④ 양 다리를 각각 15회씩 실시한다.

Point | 최대한 천천히 동작을 한다.

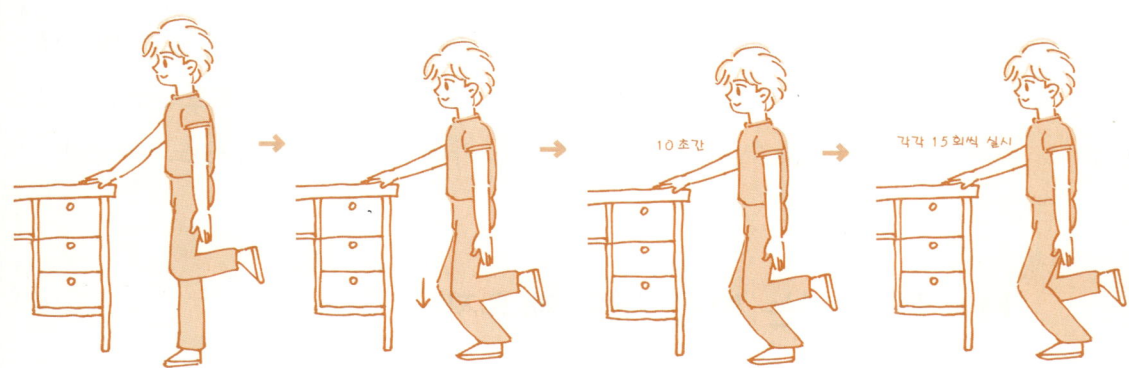

▶▶▶ 잊는 것이 보약

'잊는 것'이 좋은 것이다. 이미 엎지른 물은 주워담을 수 없듯이 어떤 잘못된 일을 가지고 계속 고민을 하게 되면 밤에 불면증을 초래하게 되고 다른 일에 집중을 못 하게 되며, 불안한 상태가 되어 스트레스가 심해지고 결국 면역력이 약해져 모든 병이 다 생길 수 있다. 물론 잘못한 것을 매일 다 잊고 살기만 하면 자기 자신을 개선할 수 없기 때문에 잘못된 부분만 다시는 실수하지 않도록 노트에 적어 놓거나 책상 머리맡에 적어 놓아 같은 실수를 반복하지 않도록 하면 자기 생활과 인격을 수양하는 동시에 스트레스가 없어져 정신건강에 큰 도움이 된다.

▶▶▶ 물 마시는 법을 새로 배우자

우리 몸은 100,000km나 된다고 했다. 그럼 그 길을 따라 움직이는 것은 무엇일까? 바로 물이다. 혈관을 흐르는 피도, 림프관을 흐르는 림프액도 주 성분은 물이다. 우리 몸의 70%나 차지하는 물을 2주일 이상 안 먹을 경우 사망할 수 있다. 이렇게 볼 때 물은 생명수인 것이다.

이런 의미에서 좋은 물을 마시는 것은 모든 병을 예방하는 첫 번째 지름길이다. 최근 '해양심층수'니 '화산암반수'니 하며 물 값이 휘발유 값의 5배에 달하는 경우도 있다고 하는데 사실 좋은 물의 조건은 간단하다. 오염되지 않아야 하고 미네랄이 들어 있으며, 활성수소가 풍부한 알칼리수를 끓이지 않은 생수 상태로 먹는 것이 가장 좋은 물을 먹는 방법이다.

여기에 차게 해서 먹을 수 있으면 더 좋다. 생수를 냉장고에 넣어 차게 하면 약 20~25% 정도의 물분자가 육각형 형태를 갖는 육각수로 변하는데, 우리 몸의 물분자의 약 60%가 바로 육각수이다. 육각수는 우리 몸 속의 물분자와 구조가 같기 때문에 육각수를 마시면 세포 속으로 보다 잘 흡수되어 노폐물을 제거하고 신진대사를 좋게 해 피로회복에 많은 도움이 된다. 찬물을 싫어하는 사람은 차게 해두었던 물을 다시 실온에서 따뜻하게 한 후 마시면 된다.

활성수소가 풍부한 알칼리수가 좋은 이유는 활성수소가 활성산소를 제거하기 때문이다. 활성산소가 우리 몸을 산화시켜 노화와 질병의 원인이 된다면 활성수소는 우리 몸을 환원시키는 역할을 하므로 노화 방지와 암 예방 효과가 크다.

또한 활성수소가 풍부한 물은 아토피 피부염이나 오래된 만성변비에도 큰 효과가 있다.

물은 하루에 적어도 1.5l 정도는 마셔야 한다. 아토피 피부염이나 당뇨병 등을 치료하기 위해서 알칼리수를 마시는 경우에는 2~3l를 매일 마셔야 하고, 최소한 6개월 이상은 마셔야 확실한 도움을 받을 수 있다.

아침에 일어나자마자 냉수를 씹어먹듯 한 모금씩 천천히 3분간에 걸쳐 마시면 변비치료에도 도움이 되고 밤새도록 몸 안에 쌓인 노폐물을 밖으로 내보내는 데에도 효과적이다. 또한 물을 마시기 전에 물에게 즐겁게 인사를 하거나 고맙다는 말을 건네 보자. 좋은 음악을 듣고 사랑한다는 말을 들은 식물이 더 잘 자라듯 물도 좋은 말을 들은 물은 결정이 더욱 선명한 육각형을 이룬다.

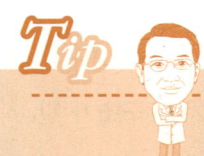

알고 마시면 더 좋은 물

■ **수돗물** : 염소소독 과정에서 THM(트리할로메탄)이란 휘발성 발암물질이 극미량 포함되지만 문제가 될 정도는 아니므로 수돗물을 하루 정도 받아두거나, 숯이나 맥반석 등 흡착물질을 넣어두면 THM과 염소냄새가 사라진다. 수돗물 자체는 맑고 좋은 물이나 낡은 수도관이나 아파트 물탱크를 거치는 동안 오염되는 것이 더 큰 문제이다. 그러므로 하루 정도 받아두었던 물을 침전물은 버리고 얼렸다가 다시 녹여 먹는 것이 가장 좋은 방법이다.

■ **정수기물** : 정수기물은 맑게 거른 물이라는 생각에 안심하기 쉽지만 세균증식을 억제하는 염소 성분까지 걸러냈으므로 하루 이상 지나면 세균이 번식하기 쉽다. 따라서 하루 이상 집을 비운 경우에는 반드시 정수기에 찬물을 버리고 다시 정수해서 마시는 것이 좋다. 그리고 필터교환시기를 잘 지키지 않으면 오히려 더 몸에 해로울 수 있다.

■ **생수** : 생수는 통의 마개를 개봉한 후 3~4일쯤 지나면 공기 중 세균이 물 속으로 들어가 증식하기 쉬우므로 식구가 많지 않은 가정이나 직원이 많지 않은 사무실에서는 작은 생수통을 구입하는 것이 보다 위생적이다.

■ **약수·지하수** : 합격 판정을 받은 약수나 지하수도 원수(原水)가 대장균 등에 오염되기 쉽다. 또한 우리 나라는 6·25전쟁을 겪었기 때문에 산 속의 약수나 우물물이라도 전쟁중에 사용된 포탄이나 총알, 탄피 등으로 인한 중금속이 물 속으로 녹아들어 중금속 중독을 서서히 일으킬 수 있으므로 되도록 마시지 않는 것이 좋다.

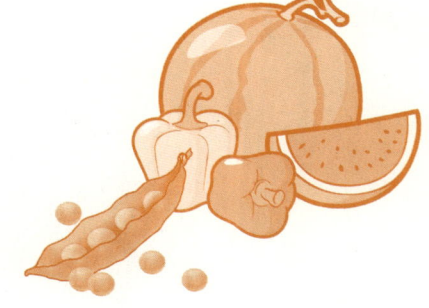

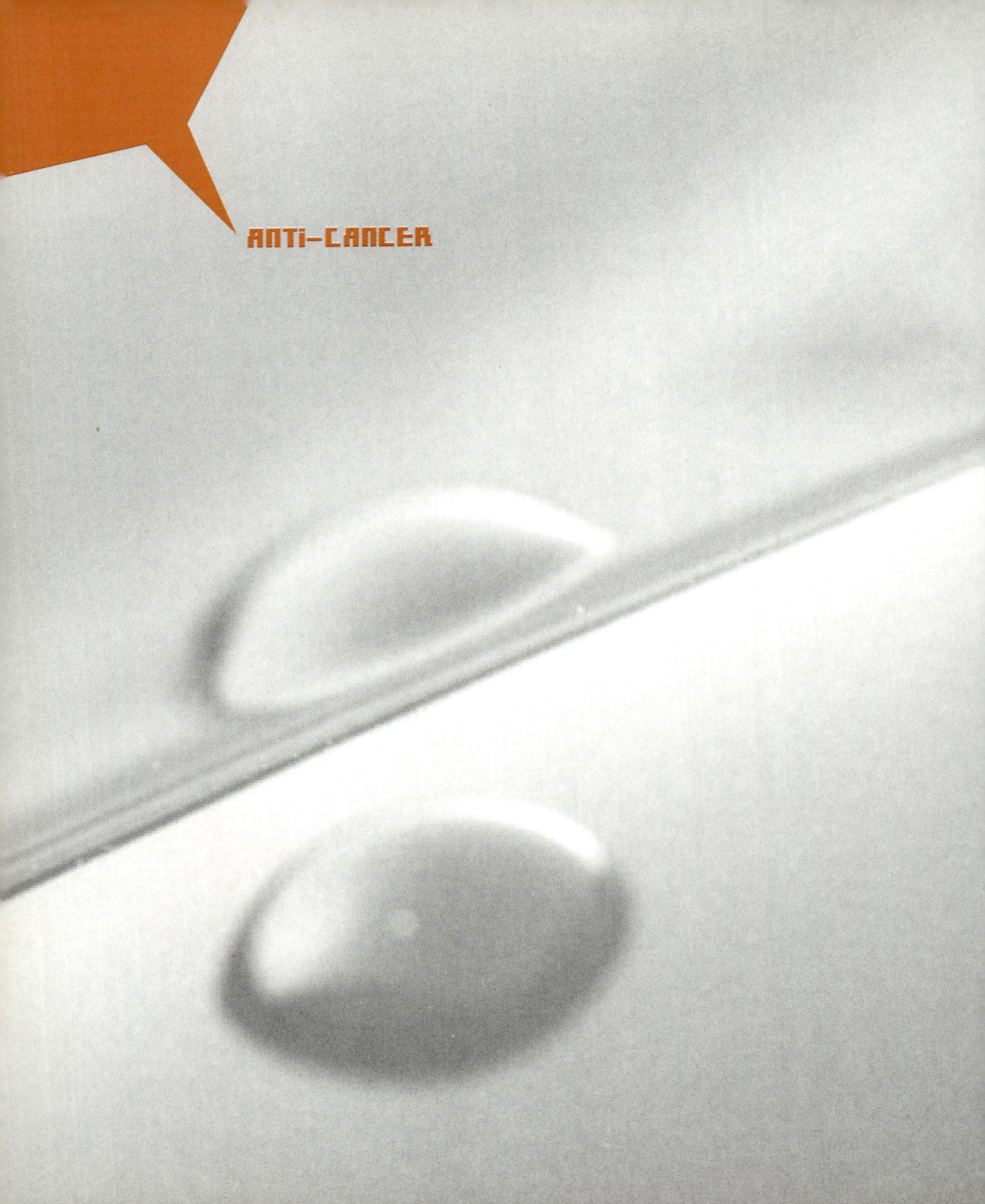

anti-cancer

CHAPTER 03

웰빙, 제대로 알자

ANTI-CANCER
01

웰빙은 자연의 힘이며 생명의 힘이다

스스로 만족하는 행복한 삶, 웰빙 라이프(well-being life)의 가장 중요한 조건은 바로 건강이다. 뛰어난 실력의 의료진과 좋은 치료약으로 병을 고치는 것도 중요하지만 무엇보다 중요한 것은 자연이 부여한 생명의 힘을 잘 지켜나가는 것이다.

표 16 | 암을 예방하는 방법

1차 예방	2차 예방
- 생활방식의 변화 - 금연, 감염 및 음주 감소, 지방섭취 감소 - 녹황색 음식을 적극적으로 장려 - 화학 예방 - 유전자 진단	- 조기 발견, 조기 치료 - 집단 검진에 의한 조기 암 발견

자연치유력 ◀◀◀

나무나 풀은 상처가 나도 곧 스스로 아문다. 동물들도 야생상태에서 상처를 입거나 다친 경우라도 저절로 낫는다. 사람 역시 마찬가지이다. 부딪혀서 멍이 들거나 넘어져서 피부가 까진 경우 특별한 치료를 하지 않아도 저절로 상처가 아물고 멍이 풀린다. 이처럼 모든 생물은 스스로 자신을 치료할 수 있는 능력을 지니고 있다. 따라서 가장 좋은 웰빙법은 타고난 자연치유력을 최대한 끌어올리는 것이다.

그러기 위해서는 우선 스트레스가 쌓이지 않도록 적절히 풀어주어야 하며 운동도 꾸준히 해야 한다. 마지막으로 가장 중요한 것은 음식이다. 특별히 좋은 음식이 있거나 나쁜 음식이 있는 것은 아니지만 자기 자신에게 잘 맞는 음식을 찾아야 한다. 불로장생의 영약인 산삼이 맞지 않는 사람도 있을 것이며, 여름철이면 늘 먹게 되는 삼계탕과 같은 보신음식이 거북한 사람도 있을 것이다. 이처럼 제 아무리 좋은 음식이라도 먹었을 때 거부감이 들거나 소화가 안 되는 음식은 좋지 않다. 몸에서 받아들이기 힘들다는 것을 거북함이나 소화불량으로 나타내는 것이기 때문이다. 필자도 5년 전부터 고등어만 먹으면 소화가 잘 안 되는 경향이 있어서 고등어는 피하고 있다. 하지만 꽁치는 한끼에 두 마리를 먹어도 소화가 잘되므로 고등어 대신 꽁치를 즐겨먹고 있다. 그런데 재미있는 사실은 소화가 안 되는 고등어도 제주도에 가서 고등어자반으로 먹을 경우에는 맛도 좋고 소화도 아주 잘된다는 점이다.

또 다른 예를 들어보면, 필자의 경우 적포도주를 한 잔 이상 마시면 머리가 아픈 때가 많다. 그런데 이상하게도 비만학회와 연수강좌를 위해 프랑스에 갔을 때

점심 식사와 저녁 식사에 빠지지 않고 제공되는 적포도주를 다 마셨는데도(하루에 4~5잔 정도) 전혀 머리가 아프지 않았다. 다만 기후와 음식과 토양이 어우러진 탓인가보다 하고 짐작할 뿐 정확한 이유는 모르지만 인간의 몸과 자연과의 조화, 공명이 반드시 필요하다고 느낀 순간이었다.

개개인의 몸에 맞는 토양과 자연환경이 존재한다는 것이 과학적으로 증명되지는 않았지만 아마도 분명 존재할 것이라고 필자는 생각한다. 그래서 비록 필자가 천주교 신자이지만 내 아들들이 결혼을 할 때는 궁합을 볼 것이다. 인류지대사에서 궁합을 보려는 것은, 동양의 철학에는 서양의 과학으로도 풀지 못하는 눈에 보이지 않는 경지가 있으므로 부부간의 궁합도 재미 삼아 보는 것이 도움이 되리라 생각하기 때문이다. 음식 역시 마찬가지이다. 가장 좋은 음식이 모든 사람에게 다 좋은 것이 아니라 자기 자신에게 궁합이 맞는 음식이 보약이 되는 것이지, 그렇지 않은 음식은 아무리 좋은 것이라도 독이 될 수 있다.

기왕이면 유기농 식품이 암 예방에 더욱 효과적이다. 왜냐하면 농약과 비료를 안 쓰기 때문이다. 비료에는 질소가 많이 들어 있는데, 질소는 위 속에서 햄과 같은 가공식품이나 탄 육류를 만나면 위암을 유발하는 물질로 바뀔 수 있다.

야채나 과일을 고를 때는 가능한 색이 곱고 진한 것으로 골라 각기 다른 색의 야채와 과일을 골고루 먹는 것이 좋다. 미국의 암학회가 발표한 '암 예방 십계명' 중에는 '하루에 5가지 다른 색의 야채와 과일을 5번 먹는 것'이 들어 있다. 각기 다른 색을 내는 야채와 과일의 색소에 들어 있는 파이토 케미컬(식물성 화학물질)이 암과 심장병을 예방하고 항암·항산화 작용을 하기 때문이다. 기왕이면 다양한 색의 과일과 야채를 먹는 것이 각기 다른 파이토 케미컬의 작용에 시너지를 일으켜 몇 배나 높은 효과를 낼 수 있다. 하지만 이렇게는 절대 먹을 수가 없는

데, 이 정도 양을 먹으려면 아마 소처럼 하루종일 씹고 있어야 할 것이다. 따라서 최소한 한 번 정도는 생 야채나 과일을 꼭 먹는 것이 좋고, 모자라는 부분은 자신에게 필요한 비타민정제로 보충하는 것이 도움이 된다. 또한 음식 중에서 본인에게 부족한 성분이 있는 식품을 요리로 해 먹거나 외식할 때도 필요한 것을 골라 먹는 것이 좋다. 또, 아주 바쁜 사람은 여러 가지 야채를 잘게 썰어서 동결 건조 시킨 청즙을 물에 타서 간단히 마시는 것도 좋다.

  과일과 야채는 날로 먹는 것이 좋다는 고정관념이 있는데 지용성 비타민 계열인 β-카로틴이나 비타민 A, 비타민 D, 비타민 E 등이 풍부한 식품은 올리브유와 같은 기름으로 요리해 먹는 것이 흡수도 더 잘되고 건강에도 좋다. 특히 당근이나 토마토는 익혀 먹으면 최고 7배까지 효과가 올라간다.

  흰쌀밥보다는 현미와 같은 정제하지 않은 곡류에 식이섬유와 각종 비타민이 더욱 풍부하게 들어 있다. 현미밥이나 잡곡밥은 변비 예방은 물론 비만도 예방하고 항암효과도 뛰어나다. 물론 현미나 잡곡으로만 밥을 하면 거칠게 느껴질 수도 있지만 잡곡 비율을 조금씩 늘려나가면 거부감 없이 잡곡밥에 익숙해질 수 있다. 빵도 하얀 밀가루빵보다는 호밀빵이나 잡곡빵이 더 좋다. 이처럼 음식만 잘 먹어도 위장관암을 최대한 30~35%까지 예방할 수가 있다.

  자연치유력이 왕성한 건강한 인체 안에서는 암세포에 꼬리표가 달리게 되어 있다. 면역세포들이 이 꼬리표를 보고 암세포임을 알아챈 후 공격하게 되어 있는데, 영양의 균형이 맞지 않으면 면역세포가 암세포를 알아채지 못해 암을 키우게 되고 만다. 그러므로 자신에게 잘 맞는 음식을 택해 영양의 균형을 맞추는 식사는 아무리 강조해도 지나치지 않다.

영양의 중요성은 암환자에게서 더욱 중요하다. 암환자들이 사망하는 원인 중 가장 큰 비중을 차지하는 것이 바로 영양결핍과 면역결핍 탓이다. 물론 암세포가 뇌나 폐로 전이되어 뇌나 폐가 기능을 다하지 못해 사망하기도 하지만, 절반 이상인 55%가 영양의 균형이 깨져 기력이 떨어져 죽는다. 신이, 자연이 부여한 우리 스스로의 생명력을 키우는 첫걸음은 바로 올바른 식사임을 잊지 말자.

표 17 | 암환자의 사망원인

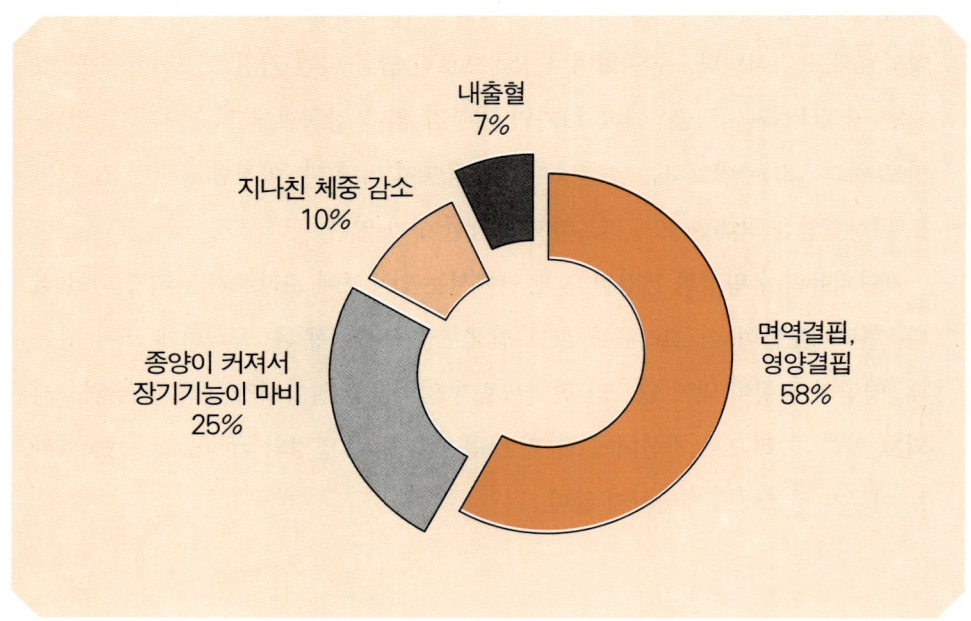

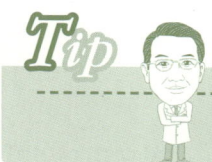

이승남 원장의 감기 퇴치법

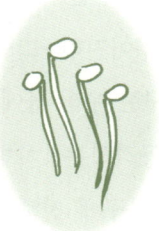
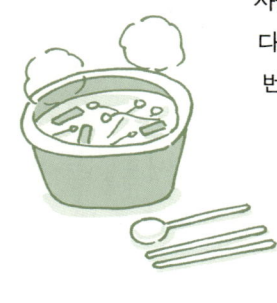

사실 감기에 잘 걸리지도 않지만, 무쇠팔 무쇠다리의 마징가Z가 아닌 사람인지라 어쩌다 한 번씩 감기를 앓는 경우가 있다. 이때 평소보다 많은 양의 비타민 C와 콩나물국, 파를 반드시 챙겨먹는다.

콩나물에는 콩에는 없는 비타민 C가 아주 많은데, 주로 꼬리 부분에 몰려 있으므로 꼬리를 자르지 말고 국을 끓이는 것이 중요하다.

파의 매운 성분은 살균효과와 면역력 증강에 도움이 되기 때문에 송송 썰어서 국에 넣어 먹는다.

▶▶▶ 면 역

　면역력은 모든 질병에 맞서 우리 몸을 지켜주는 수호신이다. 그러므로 면역기능에 문제가 생기면 갖가지 질병이 생긴다.

　우리 몸의 면역은 세포면역과 항체면역, 크게 이 두 가지로 나누어 볼 수 있다. 세포면역은 T임파구의 의해, 항체면역은 B임파구에 의해서 이루어진다. 그런데 이 두 가지 중 어느 것이 더 중요하다고 말할 수는 없다. T임파구는 우리 몸에 들어오는 세균이나 바이러스, 몸에서 발생한 암세포를 무작위로 공격하는 1차방위군이다. T임파구 중 일부는 침입자들을 파악한 후 정보를 B임파구에 전해주는 정보부대 역할을 하기도 한다. 그러면 정보를 얻은 B임파구가 다음 침입에 대비해 항체를 생성해 다시 들어온 침입자를 공격한다. 목표물을 놓치지 않고 끝까지 추격해 명중시키는 크루즈 미사일처럼 말이다.

　이 둘은 서로 떨어질래야 떨어질 수 없는 실과 바늘, 밥과 반찬 같은 사이로 T임파구와 B임파구가 굳건하게 상호작용을 해야만 우리 몸이 건강할 수 있다.

　면역세포 중 가장 중요한 것은 자연살상세포(natural killer cell)이다. 타고나기를 킬러로 타고난 이 세포는 혼자서 우리 몸 구석구석을 돌아다니다가 적군, 즉 바이러스나 기생충, 박테리아와 같은 이물질과 암세포를 만나면 즉시 제거한다. 특이한 것은 다른 면역세포의 경우 암세포라는 꼬리표를 달고 있어야 공격하는데 반해 자연살상세포는 그런 구분 없이도 즉각 암세포를 공격한다는 점이다. 그래서 암세포 수가 극히 적은 초기단계에 암을 물리치는데 가장 큰 역할을 하는 세포라 할 수 있다.

　암은 면역세포의 기능이 무너질 때 생긴다. 따라서 암을 예방하고 암 치료 전후에 면역력을 최대한으로 끌어올리려면 면역세포의 지지기반을 튼튼히 만들어 주어야 한다. 올바른 식생활습관과 생활습관, 규칙적인 운동이 기본인데 이 중 가장 중요한 것이 바로 영양의 균형을 맞추는 것이다.

이 모든 면역기능이 제대로 힘을 발휘하려면 일단 골수의 기능이 살아나야 한다. 골수에서 만들어진 조혈모세포가 튼튼한 백혈구를 만들어야 하는데 이 때 가장 중요한 역할을 하는 것이 바로 영양이다. 백혈구가 튼튼해야 면역세포인 T임파구나 B임파구의 활동력을 키워주어서 암세포와 싸우는 저항력을 드높일 수 있다. 감기에 걸렸을 때 비타민 C가 풍부한 음식을 먹으면 감기가 쉽게 낫는 것이 바로 그 예이다. 스트레스가 많이 쌓이거나 병균과 싸

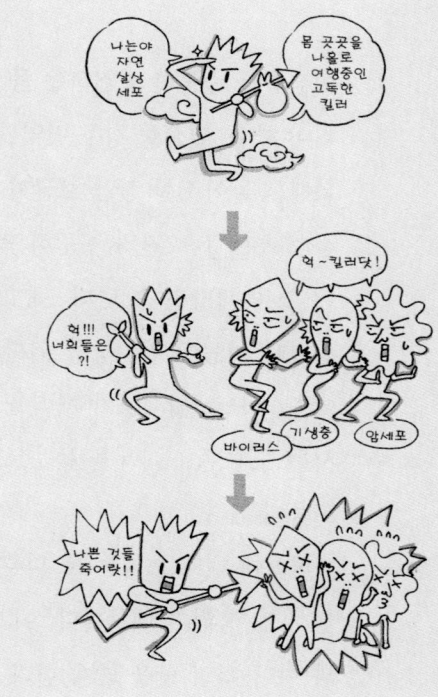

울 때에는 백혈구 내의 비타민 C 함량이 눈에 띄게 줄어든다. 이 때 비타민 C를 충분히 보충해주면 백혈구기능이 다시 살아나 저항력이 더욱 강해진다. 비타민 C가 감기를 예방하고 또 감기를 앓는 기간을 약 10% 정도 줄여주는 것은 바로 이 때문이다. 감기를 예방하고 물리치는데도 영양공급이 중요한데 하물며 암은 오죽하겠는가. 양배추와 바나나는 백혈구를 활성화하기 때문에 꾸준히 섭취하는 것이 좋다. 또한 고구마도 면역세포인 T-세포를 활성화하는 데 도움을 준다.

탄수화물과 단백질, 지방을 섭취하되 비타민과 미네랄도 적은 양이지만 충분히 섭취해야 한다. 특히 위암 환자는 유산균과 비타민 C를, 폐암 환자는 β-카로틴과 비타민 A를, 유방암 환자는 셀레늄과 비타민 E를, 대장암 환자는 비타민 C와 식

이섬유를 충분히 섭취하는 등 건강상태와 질병의 특성에 맞게 영양의 균형을 맞춰야 한다. 필요한 경우 면역활성물질을 별도로 공급할 수도 있다.

예를 들어 B형 간염 보균자가 표고버섯, 양송이버섯과 대추를 넣어서 끓인 차를 하루에 1~2잔씩 꾸준히 먹는다면 약 30%에서는 B형 간염이 암으로 진행되는 것을 예방할 수 있다. 표고버섯의 수용성 다당류가 면역력을 길러 주고 버섯의 해독기능이 간기능을 원활하게 해준다. 송이버섯에는 암을 공격하는 단백질이 있으므로 암세포가 세력을 확장하기 전에 미리 없앨 수 있다. 대추는 신진대사를 도와주고 식욕을 돋우므로 입맛이 떨어지기 쉬운 간염 환자의 식욕증진에 도움이 된다.

버섯에 대추를 넣는 또 다른 이유는 양송이버섯과 표고버섯만 넣고 끓이면 굉장히 맛이 없기 때문이다. 여기에 대추를 2~3개 정도 넣으면 대추 특유의 단맛과 향이 차의 맛을 좋게 한다. 표고버섯은 흔히 마른 표고버섯을 사용하는 것이 칼슘 흡수를 돕는 비타민 D가 더 풍부해 골다공증 예방에도 좋다. 성장기 어린이가 먹으면 키가 크는데도 도움이 된다. 단, 이때 버섯을 너무 오래 물에 불리면 안 된다. 버섯의 면역증강물질은 수용성이므로 한참 물에 불렸다가 그 물을 따라 버리고 차를 끓이면 아무 효과가 없다. 그러므로 마른 표고버섯일지라도 더러운 것만 살짝 씻어낸 후 조리해야 한다. 버섯으로 반찬을 만들 때 역시 짜지 않게 조리해 국물까지 모두 먹는 것이 버섯의 효능을 알뜰히 취하는 방법이다.

비타민과 미네랄로 지키는 건강법

자동차가 움직일 때는 비단 휘발유만 필요한 것이 아니다. 엔진오일이 부족하면 엔진에 과부하가 걸려 망가지거나 차가 움직일 수 없게 된다. 탄수화물과 단백질, 지방이 움직일 힘을 주는 휘발유라면 비타민과 미네랄은 엔진오일과 같은 윤활유 역할을 한다. 비타민은 체내에서 절대 합성되지 않으므로 반드시 음식이나 정제로 섭취해야만 한다.

필자의 경우 비타민 C 2000mg, 종합비타민 1알, 항산화비타민인 리코비타민(리코펜 함유), 비타민 E 600IU를 매일 먹는다. 어쩌다 감기에 걸린 경우에는 비타민 C를 3000mg, 종합비타민 2알로 섭취량을 늘린다. 일주일에 6일은 집 밖에서 식사를 하기 때문에 본의 아니게 각종 식품첨가물과 중금속이 든 음식을 섭취할 수밖에 없다. 그래서 면역증강 효과와 중금속제거 효과가 뛰어난 녹차를 매일 4~5잔 정도 마신다. 배고플 때 컬러풀한 과일을 먹으면 적당히 배가 부르면서도 열량이 낮아 살이 찌지 않는다. 외식을 할 때는 미네랄이 풍부한 다시마나 미역을 자주 섭취한다. 녹즙을 마시는 것도 좋은데 매일 만들어 먹을 수는 없으므로

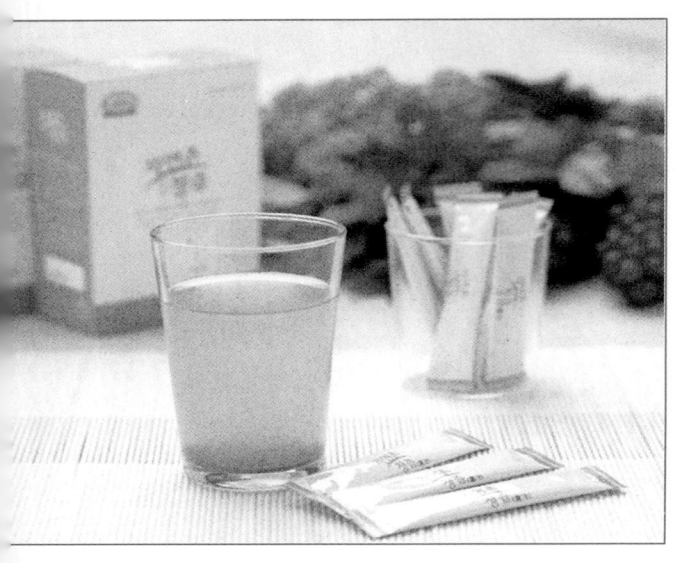

녹즙 대신에 동결건조로 만든 청즙을 하루에 한 잔씩 먹는다. 녹즙은 만드는 순간부터 공기 중에 노출되어 산화가 이루어지기 때문에 시간이 지날수록 비타민 C가 파괴되어 영양가가 떨어진다. 게다가 짜서 만든 것이므로 식이섬유가 많이 부족하다. 청즙은 야채를 잘게 갈아 그 즉시 동결건조시킨 것을 물에 타서 마시는 것이므로 영양소도 덜 파괴되고 식이섬유도 섭취할 수 있어 변비예방과 발암물질 제거에 효과가 뛰어나다. 과다한 녹즙 섭취는 간기능 이상을 초래할 수 있다. 빨강, 보라, 노랑 등 컬러풀한 채소나 과일이 더 항암효과가 뛰어나다.

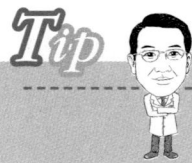

Tip 이승남 원장이 알려주는 비타민 섭취법

비타민 C | 비타민 C는 일명 '스트레스 비타민'이라 불린다. 스트레스를 받으면 비타민 C가 마구 파괴되기 때문에 이렇게 불린다. 백혈구에 비타민 C가 부족해지면 면역력도 떨어져 질병에 취약해진다. 따라서 충분히 섭취해야 한다. 일반적인 비타민 C 권장량은 250~500mg이지만 나는 하루에 2000mg을 먹는다. 하루종일 환자를 상대하는 의사라는 직업상 스트레스가 많고, 미팅 또한 하루 2~3건씩 있어 무척 바쁘기 때문이다. 하루에 1000mg 2알을 먹게 되는 셈인데, 아침 식사 후 2알을 먹고 주로 탄 음식을

먹은 후에는 1알을 더 복용한다. 탄 음식은 위암 발암인자 중 하나인데 비타민 C가 위암을 예방하는 역할을 하기 때문에 더 먹는다. 비타민 C는 수용성이므로 건강한 사람의 경우 많이 먹어도 큰 부작용은 없다. 다만 개인차가 있으므로 간혹 많이 먹으면 설사를 하는 경우도 있다. 그러나 신장결석이나 통풍이 있는 경우에는 많은 용량을 복용해서는 안 된다. 또한 비타민 C는 빛에 약하므로 빛이 차단된 상태로 보관된 것을 곧바로 꺼내서 먹는 것이 효과적이다.

비타민 B군 | 건강하게 오래 살기 위한 방법으로 빠지지 않고 권고되는 것이 바로 매일 각기 다른 색의 야채와 과일을 하루 5번 이상 먹으라는 것이다. 이를 지킬 수 있다면 건강에 더없이 좋겠지만, 현대인들은 생활이 숨가쁘게 이어지므로 과일의 맛을 제대로 음미하며 먹을 만한 시간이 없다. 그래서 이를 대체하기 위해 비타민 B 복합제를 복용한다. 비타민 B군은 신진대사를 원활하게 하고 인체의 윤활유 역할을 해 피로회복을 돕는다. 역시 아침 식사 후에 복용한다.

비타민 E | 비타민 E는 비타민 C와 더불어 대표적인 항산화 비타민으로 꼽히는 물질이다. 노화와 치매를 방지하고 피부에 탄력을 준다. 혈전을 없애는 작용도 있어 혈관 내 노폐물이 쌓이지 않게 해준다. 그래서 심장질환 예방에도 도움이 된다. 그러나 반대로 너무 많이 복용하면 피가 너무 묽어져 지혈이 안 되는 경우도 있다. 그러므로 하루에 1200IU 이상 섭취해서는 안 된다. 또한 지용성 비타민이므로 너무 많이 먹을 경우 부작용을 일으킬 수 있다. 일반 제품은 400IU와 600IU 두 가지 종류로 나와 있는데 400IU 3알, 600IU 2알까지는 괜찮다. 내 경우 600IU 1알을 아침에 복용한다.

클로렐라 | 클로렐라에는 엽록소와 비타민, 식이섬유가 풍부하여 인체 내에 쌓인 다이옥신과 같은 중금속과 공해물질의 배출을 돕는다. 또 유산균을 키워 독성물질이 몸밖으로 빨리 배출되도록 돕는다. 일과 중 배가 고플 때 간식으로 하루 20~30알 정도 먹는다.

청 즙 | 아침에 생 야채나 과일을 못 먹고 나온 경우에는 하루에 1~2개를 물에 타서 1~2잔 마시면 필요한 양의 식이섬유와 우리 몸의 망가진 세포의 재생을 돕는 엽록소를 보충할 수 있다. 또한 청즙에는 SOD(슈퍼옥사이드 디스뮤타제)가 풍부하여 활성산소를 제거하는 효과가 있어 더욱 더 도움이 된다.

리코비타민 | 토마토나 수박 속의 강력한 항산화물질인 리코펜 성분이 들어있다. 활상산소를 제거하는 가장 강력한 성분 중의 하나이므로, 항암뿐만 아니라 노화 방지 효과도 있고 특히 흡연자가 폐암을 예방하는 데 가장 큰 도움을 준다.

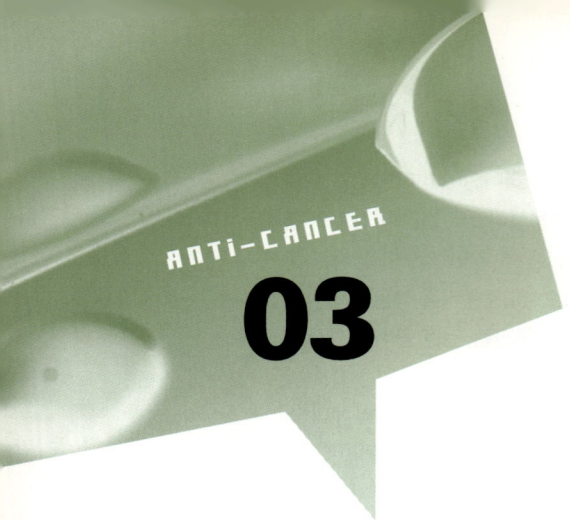

암환자의 생활습관

암 선고를 받으면 대부분의 환자들은 절망한다. 그러나 이것은 어리석은 자세일 뿐이다. 물론 암환자는 암에 걸리지 않은 사람에 비해 다소 생명이 단축될 수 있고 삶의 질도 떨어질 수 있다. 그러나 이것은 환자 자신이 암 선고를 어떻게 받아들이느냐에 따라 다르다. 암환자에게 가장 필요한 것은 포기하지 않고 꾸준히 노력하는 생활습관과 식이요법, 무엇보다도 마음의 안정이다.

▶▶▶ 마음의 안정을 찾자

자신이 암에 걸렸다는 사실을 알게 되면 많은 사람들이 죽음을 의식한다. 그래서 자포자기하거나 주위의 말에 쉽게 귀가 솔깃해 이것저것 다 해보려고 한다. 하지만 최선의 치료 방법은 자신의 주치의와 상의하면서 치료하는 것이다. 비록 치료 방법이 없다 할지라도 생활습관 교정과 식이요법, 운동, 면역증강요법 등을 통해 뜻밖의 좋은 결과를 얻을 수도 있다. 실제로 말기 암 환자가 유기농 음식으로 암을 이겨냈다는 이야기가 심심치 않게 들리는 것은 바로 이 때문이다.

우선 스스로 마음을 비우는 것이 가장 중요하다. 조바심이나 욕심을 내거나 집착을 할수록 마음은 더욱 불안해져 스트레스가 쌓이고 면역력이 더욱 떨어지게 된다. 이때는 명상이나 기수련을 하는 것이 큰 도움이 된다. 또 신체장애인시설에 가서 봉사를 꼭 해보는 것도 마음의 안정에 도움이 된다. 장애인들을 돕다보면 지금껏 신체장애 없이 건강하게 살아온 삶이 얼마나 고마운 것인지 새삼 알게 되고 하루를 감사하는 마음으로 살아갈 수 있기 때문이다. 이런 활동은 마음의 평화와 위안을 주어 면역력 증강에 큰 도움이 된다.

운동은 지치지 않을 정도로 해보자

규칙적인 운동은 신진대사를 활발하게 해주고 노폐물을 제거시켜 줘 면역력 증강에 도움이 된다. 하지만 너무 지나친 운동은 오히려 독이 된다. 몸 속에 산성물질을 증가시켜 활성산소가 많아지기 때문이다. 암환자들은 어느 정도 체력이 떨어진 상태로 계속적으로 운동을 할 수 없다. 따라서 운동에 대해 지나친 강박관념을 갖기보다는 좀 빠른 걸음으로 20~30분 정도 약간 땀이 날 때까지만 걷는 것으로도 충분하다.

또 도시에 사는 것보다는 공기가 좋은 곳에서 사는 것이 좋은데 해발 1000m가 넘는 곳에 있는 산소가 가장 좋다.

▶▶▶ 모든 일에 감사하라

　매일매일 감사하는 마음으로 생활하는 것이 도움이 된다. 예를 들면, 음식을 먹기 전에 기도하는 것도 도움이 된다. 굳이 신을 믿지 않더라도 자신 앞에 놓인 음식과 물에 대해 감사하는 마음을 갖고 큰소리로 "감사합니다."라고 말하는 것이 중요하다. 물에게 "고맙습니다.", "사랑합니다."라고 말을 건네면 물분자의 결정이 아름다운 육각형 형태를 띠지만, 욕을 하거나 증오하는 말을 한 후 물의 결정을 촬영하면 일그러진 모양을 보이게 된다. 우리 몸 속 세포의 물은 육각형 결정인 육각수 형태이므로 사랑한다는 말을 듣고 육각수 형태로 변한 물을 마시면 몸 속의 신진대사를 도와주고 면역력을 증강시키는데 큰 도움이 된다.

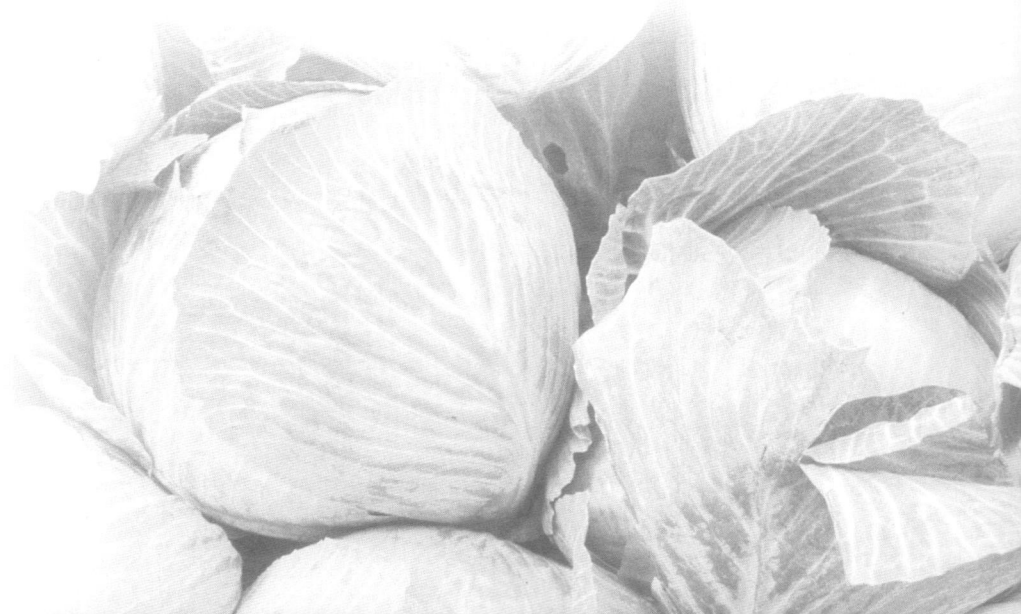

꼭꼭 씹어 먹어라 ◀◀◀

음식을 먹을 때는 반드시 30번 이상 꼭꼭 씹어 먹어야 한다. 입맛이 없다고, 힘이 든다고 대충 씹어서 삼키는 것은 절대 피해야 한다. 대부분의 암환자는 식욕도 떨어지고 위장기능도 떨어진 상태로 소화기능이 떨어지기 쉽다. 음식을 씹으면 씹을수록 침이 더 많이 분비되는데, 침 속에는 소화효소가 들어 있어 소화에도 도움이 된다. 또 면역력을 증강시키는데 큰 도움이 되며, 충분한 소화효소는 암을 제거하는데도 도움이 된다.

다른 세포들과 마찬가지로 암세포 역시 단백질로 이루어져 있다. 침이나 췌장에서 분비되는 효소는 암세포를 둘러싼 단백질을 효과적으로 분해하는데도 도움이 된다. 하지만 과식을 하거나 육류를 자주 섭취할 경우에는 이 효소가 소화작용에만 쓰이고 암세포를 죽이는데는 거의 힘을 발휘하지 못한다. 그러므로 가능한 육류는 적게 먹고 삼키기 전에 많이 씹을수록 좋다. 정통 서양의학에서는 암환자들이 육류를 먹어도 상관이 없다고 하지만 영국이나 미국, 특히 대체의학으로 유명한 티유아나의 오아시스병원이나 암환자의 식이요법으로 유명한 거슨치료에서는 육류 단백질을 극히 제한하고 있다.

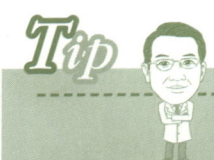

암환자가 지켜야 할 생활습관 십계명

❶ 자주 먹으면 좋은 음식을 챙겨 먹자

현미 등 정제되지 않은 곡류, 해바라기씨·호박씨 등 견과류, 녹황색 채소와 신선한 유기농 과일 등, 특히 브로콜리와 마늘은 위암 예방효과가 탁월하다. 채소와 과일을 따로 챙겨 먹기 힘들다면 사과와 당근을 갈아 주스로 마시는 것도 효과가 있다.

❷ 비타민을 복용하자

비타민 A, C, E는 강력한 항산화제이므로 매일 복용한다. 비타민 A는 정제보다는 당근이나 호박 등 식품으로 대체하는 것이 좋으며, 비타민 B복합체는 아침에 1알을 복용한다. 비타민 C는 신장결석이나 통풍이 없다면 환자가 설사를 하기 전까지 최대한 용량을 늘리는 것이 좋다. 암환자의 경우는 최소한 하루에 6g 이상 복용해야 효과가 있다. 노벨상을 두 번이나 탄 미국의 라이너스 폴링 박사는 15g 이상 복용하는 것이 좋다고 주장한다. 단, 병원에서 항암 치료나 방사선 치료 중일 때에는 1g 이상 섭취하지 않는 것이 좋다. 고용량의 비타민 C가 항암이나 방사선 치료 효과를 감소시킬 수 있기 때문이다. 치료 전이나 치료 후에는 많은 양을 먹는 것이 도움이 된다.

❸ 물을 마시자

생수를 마시고 수돗물이나 정수기 물은 마시지 않는다. 마시는 물로는 활성산소를 제거하는 활성수소가 풍부한 알칼리수가 가장 좋다.

④ 피해야 할 음식은 먹지 말자

정제된 곡류, 당분, 포화지방산, 소금, 인스턴트 식품, 알코올, 카페인, 붉은 색 고기는 먹지 않는다(상태가 좋아지면 찌거나 조린 생선은 일주일에 3~4회 먹어도 좋다).

⑤ 우유를 마시자

저지방 우유를 마신다. 떠먹는 플레인 요구르트나 치즈 등 유제품은 가급적 먹지 않는 것이 좋으나 일주일에 3~4번 정도는 괜찮다.

⑥ 요리(식사)를 할 때 이것만은 알아두자

젓가락은 나무나 유리 재질로 된 것을 사용하고 마이크로 오븐이나 TV를 가까이 하지 않는다.

⑦ 헤어 스프레이, 제초제, 왁스, 페인트 등 화학물질을 피한다

⑧ 적절한 운동은 노폐물을 제거하고 산소를 공급하는 효과가 있다

⑨ 매일 따뜻한 물로 샤워를 해 혈액순환을 돕고 몸에 묻은 공해물질을 씻어낸다

⑩ 즐거운 마음으로 신념을 갖고, 소리내서 많이 웃는다

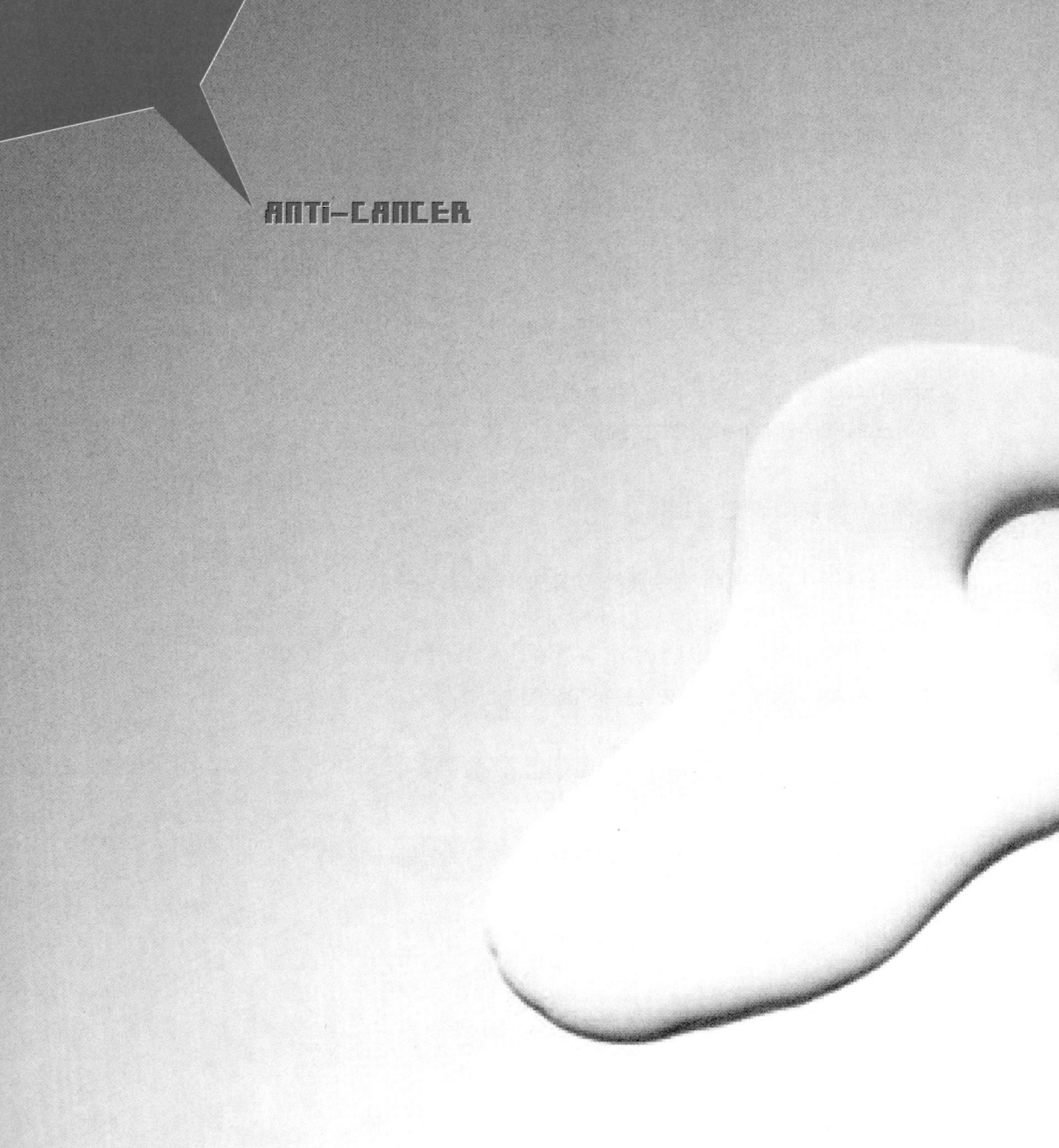

ANTI-CANCER

CHAPTER 04

항암식품, 알고 먹자

ANTi-CANCER

01

먹어서 암을 예방한다

국민 4명 중 1명이 암으로 사망하고 연간 10만 명의 새로운 환자가 발생한다. 최근 10년 동안 암으로 인한 사망률은 1.5배나 높아졌다. 그렇다고 지나치게 암을 두려워 할 필요는 없다. 암 예방의 지름길은 생활 가까이에, 바로 음식에 있다.

미국 암학회에서도 권고했듯이 암 예방에는 야채와 과일이 최고로 좋다. 비타민과 미네랄, 식이섬유가 풍부한 것은 물론 고운 빛을 내는 색소 속에 식물성 화학물질도 많다.

비타민 A · C · E가 특히 주목을 끌고 있는데, 비타민 A와 체내에서 비타민 A로 변하는 β-카로틴은 암 발생과 노화의 원인이 되는 활성산소를 제거한다. 비타민 C 역시 활성산소를 제거하는 한편 백혈구의 면역작용을 돕는다. 비타민 E는 체내에 산화물이 생기는 것을 방지하며, 비타민 C와 E를 함께 먹으면 상승작용을 일으켜 면역력 증강에 더 큰 도움이 된다.

미네랄은 생체기능을 조절하고, 식이섬유는 체내의 유해물질을 배출하고 콜레스테롤을 낮춰주는 등의 역할을 한다. 자외선으로부터 식물 자신을 보호하기 위한 식물성 화학물질은 항산화·종양억제 작용을 해 인체를 보호하는데도 큰 도움이 된다. 그래서 암뿐만 아니라 심장병·고혈압·당뇨병과 같은 만성질환을 예방하는 데도 효과적이다.

그렇다면 얼마나 먹어야 할까? 각기 다른 5가지 색(녹색, 주황색, 붉은 색, 보라색, 흰색)의 야채나 과일을 적어도 하루에 5번 이상 먹으면 된다. 5번이라고 하면 많게 느껴질 수 있으나 노력하면 할 수도 있다. 식사 때마다 과일샐러드를 곁들이고 배가 고플 때 간식과 야참으로 오이·당근 등 야채나 방울토마토, 과일을 먹으면 된다. 말린 과일도 괜찮지만 설탕을 뿌려 말린 것은 열량이 높으므로 먹지 말아야 한다. 식사 전에 과일이나 야채를 한 접시씩 먹으면 포만감으로 다른 음식은 덜 먹게 되어 다이어트에도 도움이 되며, 지방과 정제된 당분 섭취도 줄어들어 일석이조의 효과를 얻을 수 있다.

한편 남성들은 여성들보다 더 많은 양의 야채와 과일을 먹는 것이 좋다. '한국인이 많이 걸리는 암'에서도 설명했듯 남성들이 여성들보다 암에 더 많이 걸린다. 암뿐만 아니라 다른 질병에 걸릴 확률도 더 높다. 평소 과일이나 야채 섭취량은 여성보다 적은데 반해 음주, 흡연, 스트레스의 양은 압도적으로 많기 때문이다. 야채와 과일은 충분히 섭취하는 대신 육류, 특히 붉은 색 고기 섭취는 최소화해 포화지방과 콜레스테롤 섭취량을 줄여야 한다.

미국 암연구소는 남성들에게 건강을 위해 하루 3끼의 식사 이외에 과일과 야채

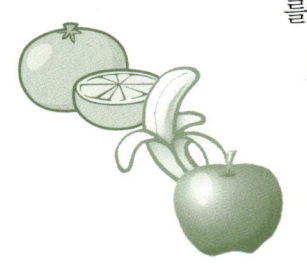

를 하루 9단위(serving) 섭취할 것을 권장하고 있다. 여기서 1단위는 과일이나 야채 주스 1컵(177cc), 중간 크기의 오렌지·바나나·사과 등 과일 1개, 생 야채 1컵, 조리된 야채 1/2컵(야구공 크기), 말린 과일 1/4컵(골프공 크기), 조리된 콩 1/2컵 분량이다.

▶▶▶ 눈으로 즐기고 몸으로 되새기고
― 색이 고운 과일과 야채가 몸에 더 좋은 이유

야채나 과일은 색이 선명할수록 좋다. 식욕을 돋우고 식품의 색소 성품이 탁월한 항암작용을 하기 때문이다. 식물은 스스로 자외선을 견디려고 천연 색소를 분비한다. 또한 각종 위험한 것과 스트레스를 이기도록 '파이토케미컬' 이라는 화학물질을 분비한다. 중요한 것은 이 파이토케미컬이 식물의 자연치유력(자기 나름대로의 치료법)으로 만들어졌다는 점이다.

다양한 색깔의 과일과 채소를 섭취하면 식물이 내재한 자연치유력을 그대로 얻을 수 있다. 따라서, 야채나 과일은 가능한 한 색이 짙고 화려한 것이 몸에 좋으며, 깨끗이 씻어 껍질까지 먹는 것이 더 좋다.

빨·간·색

토마토의 붉은 색소 '라이코펜' 은 뛰어난 항암물질이다. 하버드대학교 의대 연구에 따르면 토마토 요리를 주 10회 이상 먹고 있는 사람은 그렇지 않은 사람에 비해 전립선암에 걸릴 확률이 45%나 낮았다. '라이코펜'은 암 유발물질이 형성되기 전에 위험인자를 배출하는 효과가 있는 것으로 알려져 있다. 하루에 토마토 2개를 먹으면 1일 비타민 C 권장량을 채운다.

 사과의 붉은 색 껍질 속에 든 '캠페롤'과 '케르세틴'도 유방암 등에 항암효과가 있다. 이들 성분은 암에 영양을 공급하는 혈관의 단백질 성분을 차단, 항암효과를 돕는다.

보·라·색

 포도 껍질에 함유된 색소 '플라보노이드'는 피의 피딱지(혈전) 생성을 억제하여 심장병과 동맥경화를 예방한다. 미국 위스콘신대학의 연구에 따르면 포도주스와 포도주에 함유된 '플라보노이드'가 특히 그런 효과가 높았다. 하루에 포도주스 1잔이면 충분하지만 포도를 그냥 먹어도 괜찮다.

 가지에 들어 있는 색소인 '나스닌(자주색)'과 '히아신(적갈색)'은 지방질을 잘 흡수하는 성질이 있어 혈중 콜레스테롤 상승을 억제한다. 가지에는 항암작용을 하는 '폴리페놀' 성분도 풍부하게 들어 있다.

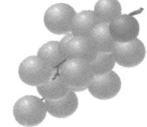

초·록·색

 올리브유의 초록빛은 풍부한 '올레인산' 때문이다. '올레인산'은 몸에 좋은 고밀도 콜레스테롤의 수치는 높여주는 반면 동맥경화를 일으키는 저밀도 콜레스테롤의 수치는 낮춰준다. 그리스 등 올리브유 소비가 많은 나라는 육류 소비가 많은 다른 서방 국가에 비해 장암(腸癌) 발병률이 3배나 낮은 것으로 조사된다. 짙은 녹색의 양배추에는 비타민 B_1과 B_2가 풍부하게 들어있고, 양배추 200g이면 하루에 필요한 비타민 C를 섭취할 수 있다.

대표적인 녹색 야채인 브로콜리에는 식물성 화학물질 '설포라페인'이 풍부하여 항암효과가 높다. 또 위궤양 등을 일으키는 헬리코박터 파이로리균을 치유하는 데도 효과가 있다. 브로콜리는 꽃봉오리보다 줄기에 영양과 식이섬유 함량이 더 높다.

노·란·색

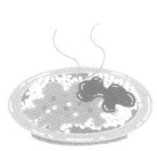

노란빛의 카레에는 커민, 터머릭, 코리앤더 등 10여 가지의 향신료가 있는데 이 향신료 성분이 위장을 튼튼하게 해주고, 항산화효과를 낸다. 일본 구마모토대학의 연구에 따르면 카레 원료인 인도산 생강과 색소 성분인 '쿠르쿠민'은 종양이 자라도록 돕는 단백질을 억제한다.

노란빛의 자몽은 혈당을 낮추는 인슐린 분비를 적절히 조절하는 데 좋다.

흰·색

양배추, 배추, 오이 등 흰색 야채는 위암 예방효과가 탁월하다. 일본 국립암센터의 연구에 따르면 흰색 야채를 일주일에 한 번 이상 먹는 사람은 거의 먹지 않은 사람에 비해 위암 위험이 52%나 낮았다. 또한 당근, 호박 같은 적황색 야채를 먹는 사람은 위암 위험이 36%로 흰색 야채보다는 효과가 다소 떨어지는 것으로 나타났다. 이것은 흰색 야채 속의 비타민 U와 비타민 K가 점막을 보호하고 출혈을 멎게 하며 소화효소 또한 많이 들어 있기 때문이다.

흰색의 표고버섯과 느타리버섯도 항암효과가 있으며 암 치료 중에 일어나는 구토·설사에도 좋다. 이것은 다당류 '글루칸'이 들어 있기 때문에 그렇다. 매일 표고버섯 2~3장(약 30g)을 섭취하는 것이 좋은데 충분히 씹어서 삼키면 입 속에서 타액과 섞이면서 유효성분이 더 잘 흡수되어 항암효과를 상승시킨다.

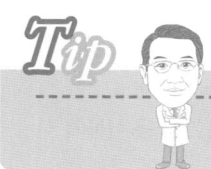
식품 속에 들어 있는 항암 물질들

항산화물질 | 대표적인 항산화물질인 비타민 C와 비타민 E 외에도 앞에서 말한 색소물질의 대부분이 항산화물질이다. 카로티노이드는 색이 진한 야채나 과일에 특히 풍부한데 녹색, 적색, 황색으로 나뉜다. 시금치나 브로콜리 같은 녹황색 채소에는 α - 카로틴과 β - 카로틴이 풍부하고, 토마토나 붉은 고추 등 적색 채소에는 라이코펜과 캡사이신이, 망고나 파파야를 포함한 황색 과일에는 제아잔틴과 루테인 등이 풍부하다. 폴리페놀은 광합성을 할 때 만들어진 당분의 일부가 변한 것으로 식물성 여성호르몬이라고도 불리는 이소플라본도 폴리페놀의 일종이다. 그 밖에도 적포도주와 블루베리에 풍부한 안토시아닌, 녹차의 카테킨도 폴리페놀의 한 종류이다.

또 다른 항산화물질은 유황화합물로 파나 마늘을 썰거나 다질 때 눈을 맵게 하는 성분이다. 이 성분에는 강력한 살균작용이 있어 항생제가 발견되기 전에는 거의 모든 염증 치료와 대장균, 콜레라균 박멸에도 이용되었다. 그 밖에도 간의 해독작용을 높여 몸 속으로 흘러 들어온 발암물질을 몸밖으로 배출시킨다. 스코르디닌이라는 방향성분은 영양대사를 도와 열량을 공급하거나 말초혈관을 확장시켜 혈액순환을 촉진시키고 동맥경화를 예방한다. 또한 파, 마늘 이외에 양배추, 양파, 무, 순무, 브로콜리, 염교에도 풍부하게 들어 있다.

항산화물질 외에 들어 있는 항암 성분

- **클로로필(엽록소)** : 광합성에 필요한 녹색 색소로 유전자 손상을 방지하고 세포재생작용을 도와준다. 엽록소는 그 모양을 보면 구조가 우리 피의 헤모글로빈과 똑같은 모양을 하고 있어 필자는 '녹색 혈액'이라 부른다. 그만큼 피를 깨끗하게 해주고 몸에 신진대사를 좋게 해주므로 도움이 된다.
- **식이섬유** : 배변량을 늘려 발암물질을 신속하게 몸밖으로 배출시키고 장 속 유익한 세균을 늘려준다. 야채와 곡물, 과일에 풍부하며 새우나 게껍질에 풍부한 키토산도 식이섬유의 일종이다. 야채를 생으로 먹으면 한번에 많이 먹을 수 없지만 익혀 먹으면 한번에 많은 양을 먹을 수 있다
- **테르피류** : 감귤 특유의 향과 쓴맛을 내는 성분으로 발암물질의 독성을 없애 발암유전자작용과 암세포 성장을 억제한다. 모든 감귤류와 감초, 로즈마리, 세이지 등에 들어 있다.
- **인돌류** : 단백질을 생성하는 아미노산이 체내에서 변해서 생기는 물질로 역시 발암물질의 독성을 없앤다. 양배추 등에 많이 들어 있다.

- **스테롤** : 동식물에 공통적으로 함유된 화합물로 양배추에 있는 스테롤이 대표적이다.
- **알칼로이드** : 암세포가 퍼지는 것과 종양이 자라나는 것을 막는다. 토마토나 가지 등 식물에 많이 들어 있으며 대표적인 것이 감자에 있는 아트로핀이다.
- **β-글루칸** : 버섯을 뜨거운 물에 삶아 추출한 다당류로 면역력을 향상시켜 암세포를 공격한다. 버섯류에 다량으로 들어 있다.
- **셀레늄** : 활성산소의 독을 제거하는 효소를 뒷받침하는 미네랄로 암 예방효과가 특히 뛰어나다. 비타민 E와 함께 섭취하면 암 예방효과에 상승작용이 나타난다. 참깨나 콩류, 곡류에 많이 들어 있다.
- **몰리브덴** : 미네랄의 일종으로 효소작용을 돕는다. 특히 식도암을 예방하는 효과가 있다. 간, 곡류, 콩류, 우유 등 유제품에 많이 들어 있다.
- **요소(요오드)** : 갑상선 호르몬의 성분으로 이 성분이 부족하면 유방암, 난소암, 갑상선암의 원인이 된다. 다시마나 미역 등 해조류와 해산물에 풍부하다.
- **철분** : 적혈구인 헤모글로빈의 성분으로 철분이 부족하면 빈혈이 생기며 위암이나 식도암 발생 위험을 높이기도 한다. 간, 어패류, 콩류, 시금치 등 야채에도 많이 들어 있다.
- **DHA(도코사헥사엔산)·EPA(에이코사펜타엔산)** : 두뇌활동에 도움이 되는 것은 물론 암세포가 자라나는 것을 막는데 특히 대장암 예방에 효과적이다. 고등어나 꽁치 등 등 푸른 생선의 지방에 많은 양이 들어 있다.
- **유산균** : 인체에 유익한 장내 세균으로 발암물질을 재빨리 몸밖으로 내보낸다. 요구르트 등 발효유를 통해 섭취할 수 있다.
- **타우린** : 발암물질의 영향으로 세포의 유전자가 변해 증식하는 단계를 억제하고 몸 속에서 분비되는 글루타타이온이라는 항산화물질의 분비를 촉진한다. 고혈압이나 동맥경화의 예방에도 효과적이다. 어패류에 풍부하게 들어 있다.
- **키틴·키토산** : 림프구가 더 활발하게 활동하도록 해 면역력을 향상시키고 암세포의 증식과 전이를 막으며 암병소도 축소시킨다. 식이섬유의 일종으로 대장암을 예방하고 지방흡수를 억제한다. 새우나 게껍질에 풍부하게 들어 있다.

물을 하루에 1.5*l* 이상 마시면
암 예방에 효과가 있다

"돈을 물 쓰듯 한다."는 말이 있을 정도로 많은 사람들이 물을 흔하게 여기지만 생각보다 물을 많이 마시지는 않는다. 대부분의 사람들이 목이 말라야만 물을 찾는데 목이 마르다는 것은 몸이 물을 절실히 필요로 한다는 신호이다. 술을 좋아하거나 커피와 같은 카페인 음료를 즐기는 경우에는 본인은 느끼지 못하지만 가벼운 탈수증일 수도 있다. 술과 커피 모두 물이 대부분이기는 하지만 알코올과 카페인이 이뇨작용을 촉진하므로 많이 마실수록 더 많은 수분을 배출하게 되기 때문이다.

게다가 물을 많이 마시는 것은 암 예방에도 효과적이다. 발암물질이 몸에 들어왔다고 해서 곧 암이 생기는 것은 아니다. 발암물질이 어느 정도 이상 쌓여야 암세포가 만들어지는데 이때 중요한 것이 특정 농도 이상이어야 한다는 점이다. 다행히도 물은 무엇이든 묽게 만드는 힘이 있다. 국에 물을 더 부으면 싱거워지듯 물을 많이 마실수록 몸 속의 발암물질의 농도도 희석되는 것이다. 따라서 물을 많이 마시면 발암물질이 암세포로 변할 만한 농도에 이를 수 없고 결과적으로 암을 예방하게 된다. 물은 적어도 하루에 1.5*l* 이상 마셔야 한다.

표 18 | 암 예방식품 피라미드

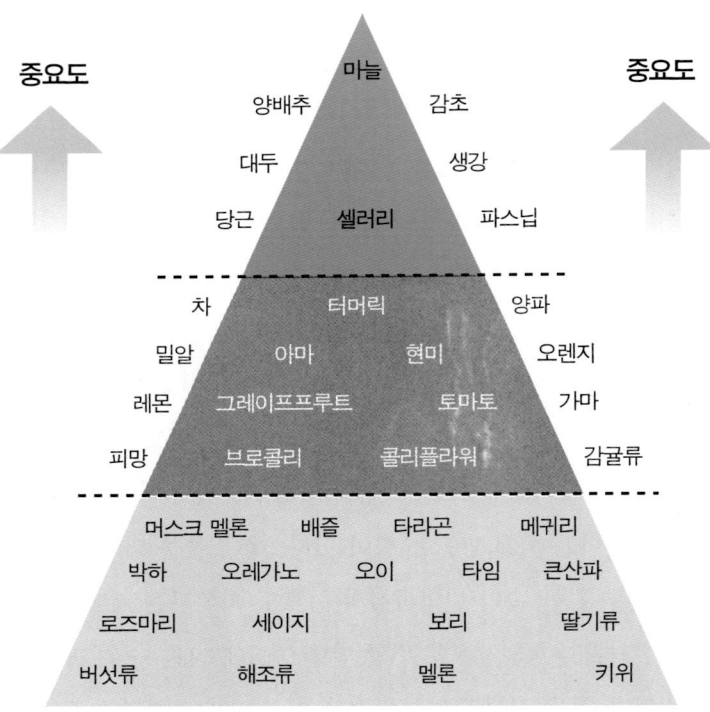

먹어서 치료하는 암

 2002년 가을, MBC에서 '왜 대체의학인가' 라는 주제로 10편에 달하는 다큐멘터리를 방송했었다. 암에 대한 공포가 대단한 만큼 탁월한 치료법에 대한 사람들의 관심 또한 뜨겁다. 하지만 현존하는 항암 치료나 수술 방법, 방사선요법으로는 암을 100% 완치하는 것이 어렵다. 그래서 새로운 치료 방법, 더욱이 인체 고유의 면역력을 되살리는 대체의학에 대한 관심이 점점 높아지고 있는 것이다.

 초기 암을 수술이나 다른 방법으로 치료했음에도 불구하고 3~4년 후 말기 암으로 나타나는 경우도 드물지 않다. 종합병원에서 3~6개월 간격으로 CT나 MRI 등의 검사를 하며 혹시 재발하거나 전이하지는 않았는지, 숨은 암은 없는지 샅샅이 찾았음에도 불구하고 꼭꼭 숨어 있다가 어느 날 갑자기 뼈나 폐에 전이되어, 그것도 말기가 되어서야 정체를 드러내는 것이다. 하루하루 삶의 희망을 더해가던 암환자는 뒤통수를 맞은 심경이 될 것은 불을 보듯 뻔한 일이다. 이런 일이 일어나는 것은 암의 교묘한 특징 탓이다.

아무리 초기에 암을 발견했다하더라도 암이 생긴 부위 외에 어딘가에 암세포가 퍼져 있을 가능성이 많다. 다만 그것이 눈에 보이지 않을 뿐이다. 암세포는 자신을 숨기는 경향이 있기 때문에 현대의학의 어떤 검사로도 감지되지 않는다. 그래서 초기 암 수술 후 면역을 증강시키고 암세포가 자라지 못하도록 하는 식이요법이 중요하다.

대체의학 전문병원으로 유명한 멕시코 티유아나의 오아시스병원은 현대의학으로 치료가 불가능한 말기 암 환자나 수술이 불가능한 환자들을 유기농 식품과 비타민 보충요법으로 치료하는 데에 주력하고 있다. 다시 말해서 환자 자신의 면역력을 길러서 암을 물리치겠다는 의도이다.

필자가 연수차 그곳에 들렀다가 암환자들의 식단을 볼 기회가 있었다. 마치 뷔페식처럼 음식을 골라 먹을 수 있었는데, 메뉴는 여러 가지 유기농 야채와 과일, 그리고 빵에 한정되었다. 빵도 정제된 밀가루로 만든 흰 빵이 아닌 호밀빵이나 잡곡빵처럼 정제되지 않은 곡물로 만든 빵이었다.

이 병원에서 치료받는 환자들에게는 몇 가지 공통점이 있었다. 우선 오아시스병원을 찾은 후 마음의 안정을 찾을 수 있었으며, 통증이 많이 감소되었다는 것(말기 암환자의 통증은 우리들의 상상을 초월한다)이다. 또 다른 공통점은 상당수의 환자들이 6개월 이하의 시한부 인생을 선고받았음에도 불구하고 오아시스병원의 식이요법을 따른 후 2~3년 이상 계속해서 살아가고 있다는 점이다. 그들 중 일부는 암세포가 거의 다 없어져 지금까지도 건강한 생활을 영위하고 있다.

이 환자들이 가장 중요하게 여기는 것은 오아시스병원에서 배운 식이요법과 비타민 영양요법을 계속해서 유지해야 한다는 점이다. 설령 퇴원을 해 집으로 돌아갔더라도 식이요법만은 꾸준히 계속하고 있었다. 바로 이 점이 오아시스병원이 말기 암 환자들의 희망으로 떠오른 이유였다. 아무리 좋은 치료를 받아도 사후관리가 되지 않으면 아무 효과가 없다. 환자의 몸은 언제 좋아졌냐는 듯 다시 면역력이 떨어지고 언제라도 암이 재발하거나 또 다른 암이 발병할 수 있는 상태가 된다. 그래서 식생활습관과 생활습관이 무엇보다 중요하다.

2002년 당시 방영되었던 다큐멘터리에도 나왔듯이 우리 나라에도 말기 암 판정을 받은 사람이 유기농 야채와 식품만을 먹는 방법으로 건강하게 살아가는 경우가 있었다.

국내외를 막론하고 이 치료 방법의 공통점은 자기 자신에게 맞지 않는 음식을 먹지 않고 되도록 유기농으로 길러진 야채와 과일을 충분히 섭취하면서 스트레스를 받지 않는 생활을 한다는 점이다. 환자들은 이를 철저히 지키고 있었다.

항암효과가 뛰어난 먹거리들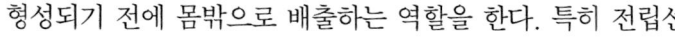

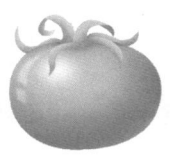

토마토 : 붉은 색소인 라이코펜과 비타민 C·E, 셀레늄, 식이섬유 등과 같은 항암성분이 상승작용을 해 강력하게 암을 저지한다. 라이코펜은 뛰어난 항암제로 알려진 β-카로틴의 2배나 되는 강력한 항암물질로, 몸 속에서 암 유발물질이 형성되기 전에 몸밖으로 배출하는 역할을 한다. 특히 전립선 암과 폐암 예방에 효과적인데 흡연자의 폐암 예방에 탁월한 효과를 나타낸다. 담배를 피우면 카로티노이드의 구조가 변화되어 무용지물이 되는데, 라이코펜은 담배를 피워도 구조가 변화되지 않아 흡연자들의 구원의 대상이

되고 있다. 특히 토마토에는 라이코펜 외에도 신맛을 내는 구연산이 들어 있는데 이것이 니코틴 해독작용을 한다.

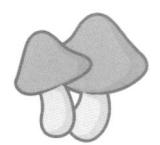
버섯류 : 버섯류에 들어 있는 β-글루칸이라는 다당류가 면역력을 증강시킨다. 송이버섯(MAP), 말굽버섯(D-프랑크션) 등 일부 버섯에는 직접 암세포를 공격하는 단백질이 들어 있다.

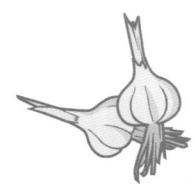
마늘 : 마늘이 항암식품 1위의 영예를 안게 된 것은 숨은 공로자인 매운 맛 성분(아릴) 때문이다. 살균작용과 함께 항암효과도 뛰어나고 모든 암의 예방에 좋은데 특히 한국인에게 많은 위암 예방효과가 뛰어나다. 헬리코박터 파이로리균의 억제작용도 어느 정도 있다.

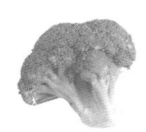
브로콜리 : 비타민 C가 풍부하고 헬리코박터 파이로리균을 억제하는 효과가 있어 위암 예방효과가 아주 뛰어나다. 자궁경부암의 원인이 되는 HPV(휴먼 파필로마 바이러스) 억제효과도 있다. 영국에서는 브로콜리 성분을 추출해 유방암 치료와 예방에 이용하기 위한 연구가 진행되고 있다.

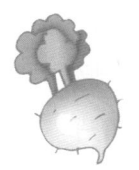
담색 채소와 흰색 과일 : 양배추, 가지, 무 등의 담색 채소와 바나나와 같은 흰색 과일은 백혈구가 암세포를 공격할 때 사용하는 TNF(종양괴사인자)가 많이 만들어지도록 돕는다. TNF가 많을수록 면역력이 강해진다.

03

암, 먹어야 이긴다

암환자는 누구보다 잘 먹어야 한다. 물론 마음과는 달리 먹는 것이 무척 힘이 든다는 것은 잘 알고 있다. 아플수록 입맛이 없는 데다 항암 치료 부작용으로 식욕이 떨어지는 것은 물론 입안에 염증이 생기기도 하고 미각과 후각이 변하기도 한다. 많은 사람들이 알고 있듯 속이 울렁거리고 구역질이 계속 나기도 한다.

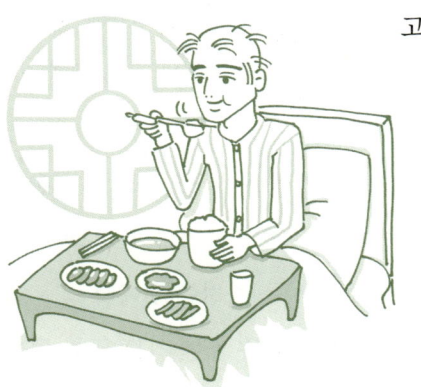

그러나 먹는 것이 힘들어질수록 몸은 자연히 영양이 결핍되고 위장기능도 약해진다. 이렇게 기력이 쇠할수록 암은 더욱 기승을 부리고 입맛은 더더욱 떨어지는 악순환이 반복된다. 암환자의 사망원인의 절반 이상이 영양결핍과 면역결핍이라는 점은 시사하는 바가 크다. 종양이 너무 커지거나 뇌나 폐로 전이되어 장기가 기능을 잃으면서 사망하는 경우는 25%에 불과하다. 더욱이 체중의 5% 이상 감소된 환자는 생존기간이 체중이 줄지 않은 환자보다 짧다는 보고도 있다. 굶어야 할 것은 암세포이지 환자 자신이 아님을 명심해야 한다.

수술이나 다른 치료를 통해 암세포의 90% 이상을 제거했어도 환자의 영양상태와 면역기능이 뒷받침해 주지 못하면 암은 재발하거나 전이되기 쉽다. 이런 경우 환자의 몸상태는 처음 암을 치료할 때보다 더욱 안 좋은 경우가 많다.

암환자에게는 두 가지 힘이 절실하다. 암과 치료과정을 이겨낼 '체력'과 암의 재발과 전이를 막기 위한 '면역력'이 바로 그것이다. 체력을 키우기 위해서는 무엇보다 잘먹어야 하며, 면역력을 증강시키기 위해서는 일부 특수 영양소가 더 필요할 수 있다.

독일의 암전문병원에서 발표한 자료에 의하면 말기 암 환자들의 경우 기존 의학적 치료만 받을 경우 평균 생존기간이 5~7개월이지만 전문적인 면역활성 영양요법을 추가로 실시하면 생존기간이 60개월까지 연장된다고 한다. 독일의 암센터 역시 방광암 환자가 기존의 의학적 치료만 받으면 특정기간 안에 재발률이 90%인 반면 기존치료에 고농도 영양요법을 병행하면 재발률이 40%밖에 안 된다는 연구결과를 내놓은 바 있다.

일부 암환자의 경우 치료에 좋다고 소문이 난 특정식품이나 약물에만 의존하려는 경향을 보이기도 하는데, 특수영양요법이 제 힘을 발휘하려면 우선 환자의 몸의 영양상태가 균형을 이뤄야 한다. 기본은 평소 식사를 잘하는 것이다.

잘먹는 것만으로 환자는 피로감이 덜한 것을 느끼고 우울한 기분 또한 떨쳐버릴 수 있다.

암환자가 지켜야 할 식사규칙

- 세끼를 반드시 먹어야 한다.
- 하루에 한 번 이상 3~4가지 이상의 야채를 감식초나 사과식초, 올리브유에 넣어서 먹는다.
- 다양한 종류의 해조류를 번갈아 가면서 먹는다. 단, 다시마 등은 맛이 짜므로 소금기를 충분히 제거한 후 요리해야 한다. 다시마는 음식에 소금 대신 이용해도 좋다.
- 짠맛은 극히 기피해야 한다. 흰 소금은 쓰지 않는 것이 좋고, 부득이 간을 해야 하는 경우에는 발효식품인 간장을 이용한다.
- 붉은 피가 있는 고기는 암세포의 성장을 도울 수 있으므로 사용하지 않는 것이 좋다.
- 암세포가 많이 제거된 경우에는 생선 중에서 등 푸른 생선을 찌거나 조림으로 해먹는다. 구워 먹는 것은 발암물질인 탄 성분이 들어오므로 안 좋다.
- 기력이 떨어지면 언제든지 암세포가 자랄 수 있으므로 항상 비타민을 섭취한다. 비타민 C는 하루에 최소한 3g 이상, 종합비타민은 1알씩 반드시 먹어야 한다.
- 식사 중에 물을 많이 먹는 것보다는 아침 식전과 공복 상태에서 1컵씩 4컵 이상 천천히 알칼리수로 먹어야 한다.

암환자의 특수 영양요법

필요에 따라 특수 영양요법을 병행하면 암 치료효과를 높일 수 있다. 대부분의 암은 주변조직과 다른 건강한 조직으로 뚫고 퍼져나간다. 이를 막는 물질을 고농도로 투여하면 암의 증식과 전이를 막는데 도움이 된다. 비타민 C, 비타민 B_3, 바이오 플라보노이드, 특정 활성펩티드, 특정 엔자임 물질 등이 이용된다.

암세포를 질식시키는 방법도 있다. 암세포는 산소와 영양을 공급받기 위해 계속해서 새로운 혈관을 만드는데 이를 차단하면 암세포는 숨이 막혀, 배가 고파

죽게 된다. 상어 연골이나 다가불포화지방산 바이오 플라보노이드 물질들은 암세포의 혈관생성을 차단시키는데 효과적이나 암세포를 완전히 박멸하는 것은 아니다. 즉 1가지 식품이나 음식을 가지고 모든 암세포를 박멸할 수는 없기 때문에 영양소가 골고루 포함된 식단을 만들어 먹는 것이 중요하다.

상어 연골의 경우 암환자가 복용해서 효과를 볼 정도의 양은 가격이 굉장히 비싸다는 점을 염두에 둔다.

기력이 많이 떨어졌을 때는 혈관을 통한 수액 영양제를 맞는 것이 회복에 도움이 된다. 아직 모든 효능이 검증된 것은 아니나 태반주사도 써볼 만하다. 태반주사는 암환자에게 있어 면역력을 증강시키고 기력을 회복시켜 입맛을 돋워주므로 세포를 재생시키는 효과가 있다. 필자의 경험에 의하면 의사의 지시하에 일주일에 세 번 정도는 주사를 맞는 것이 체력보강과 면역력 증강에 어느 정도 도움이 될 수 있다.

그 밖에도 아드리아마이신(항암제)과 비타민 E를 병용하면 69%에서 항암제 부작용인 탈모를 막는 효과가 나타나며, 비타민 E는 구강·위·장 등의 점막세포를 보호해준다. 비타민 B_6는 암세포가 가진 방사선 내성을 약하게 만들어 방사선 치료효과를 높여주며, 비타민 A·C·D는 암세포의 성장을 둔하게 만든다. 암 예방에서 계속해서 나왔던 각종 항산화제는 환자의 생명을 연장하고 치료효과를 높이는데 도움이 된다.

한편 비타민 C와 비타민 B_{12}를 함께 복용하거나, 항암제와 함께 비타민 C와 비타민 K를 함께 복용하는 것은 암세포에게는 독이 되는 일이다. DHA와 EPA와 같은 3중 불포화 지방산은 암세포 증식을 억제하며, 비타민 C·D·케르세틴(Quercetin)을 함께 복용하면 암세포의 전이를 막는데 효과가 있다.

먹으면 안 되는 음식 · 먹어도 되는 음식

표 19 | 암환자가 먹으면 안 되는 식품과 먹어도 되는 식품

	금지식품	허용식품
육류	- 돼지고기, 돼지 간 - 기름기 많은 소고기 - 가열시킨 햄, 소시지류 - 소 간, 송아지 간을 제외한 모든 가축 내장 및 부산물 - 오리고기, 거위고기, 칠면조고기	- 송아지나 닭 살코기를 일주일에 1번 100g 정도 - 송아지 간을 1달에 1번 100g 정도 - 아주 적은 양의 소 살코기 - 수육으로 요리하고, 국물은 버리며 의사의 지시하에 시작할 것
달걀	- 오래 저장된 달걀 - 달걀 가루 - 날달걀	- 5~8일된 신선한 달걀 반숙 또는 삶아서 일주일에 5개 정도
생선	- 기름기가 많은 모든 생선 - 잉어, 뱀장어(민물, 바다 모두) - 저장용기에 넣은 모든 생선 - 저장용기에 넣은 조개, 새우	- 1주일에 1번, 기름기가 많지 않은 싱싱한 생선 150g 정도 - 대구, 연어, 고등어, 참치, 동태, 송어, 가자미, 꽁치, 청어 - 신선한 새우, 게, 바닷가재 등 - 신선한 조개, 굴, 미역, 김, 파래 등
소시지	- 모든 종류의 소시지	

우유	- 일반 시판 우유
	- 설탕 및 색소가 첨가된 모든 우유
	- 커피 크림용 농축우유
		- 저지방 우유
		  (유지방 1% 이하)
		- 버터우유, 요구르트유
		  (가급적 자연산)
		- 탈지분유
		  (조리시 조금씩 첨가)
		- 발효유산균 우유

치즈	- 일반 시판 치즈 - 지방이 30% 이상 함유된 치즈	- 자연산 치즈로 유지방 30% 이하
말린 과일	- 설탕과 함께 건조시킨 포장과일	

	금지식품	허용식품
콩류	- 건조시킨 지 오래된 각종 콩류 - 오래된 땅콩	- 신선한 콩이나 햇콩 종류 - 햇콩가루
효모	- 유황효모	- 셀레늄 효모제품 - 맥주 효모제품 - 기타 효모로 만든 제품
빵 국수	- 밀가루로만 만든 빵이나 국수 - 백미로 만든 빵이나 국수	- 설탕이 첨가되지 않은 잡곡빵 - 콩가루로 만든 빵이나 국수 - 레시틴과 밀눈으로 만든 국수 - 현미로 만든 빵 - 도정하지 않은 보리, 밀, 호밀, 메밀가루로 만든 빵이나 국수
과일	- 화학비료나 농약으로 가꾼 모든 과일 특히 오렌지와 자몽 - 다페닐 성분이 든 농약으로 가꾼 포도 - 모든 종류의 과일 통조림	- 유기농법으로 가꾼 오염되지 않은 과일 - 사과, 파인애플, 복숭아, 산딸기, 양딸기, 귤, 오렌지 등
주스	- 모든 종류의 포도주스 - 백설탕이나 흑설탕을 첨가한 주스	- 직접 짠 오렌지, 귤, 파인애플주스 - 직접 짠 사과, 복숭아, 딸기, 레몬주스 - 야채, 당근, 토마토, 양배추발효주스는 약간의 과당을(직접 짠 과일주스) 가미해도 괜찮음
야채류	- 화학비료나 농약 처리된 모든 종류의 야채 - 덜익은 토마토나 과채류 - 소금에 절인 모든 야채 - 통조림 등 색소, 감미제, 방부제 등이 첨가된 야채	- 화학비료나 농약 처리하지 않은 오염되지 않은 신선한 야채 - 신선한 야채를 냉장고에서 보관하여 사용하는 것 - 신선한 콩나물류, 완두콩류 - 신선한 당근
버섯	- 프라이팬이나 불꽃에 국물 없이 직접 가열한 버섯	- 아주 적은 양으로 음식양념에 쓰는 버섯가루 - 야채샐러드에 신선한 송이버섯 약간
감자	- 화학비료나 농약 처리한 감자	- 오염되지 않은 천연 햇감자

	금지식품	허용식품
잼 젤리	- 과당이 아닌 다른 것으로 단맛을 첨가한 모든 것	- 색소, 방부제가 첨가되지 않고 과당으로 만든 천연 과일 잼이나 젤리
설탕	- 백설탕, 흑설탕, 포도당 또는 포도당이 든 인스턴트 음료 - 과당이 아닌 설탕으로 만든 모든 종류의 사탕	- 과당(액체 또는 분말) - 아주 적은 양의 꿀 - 아주 적은 양의 사탕무시럽
마가린	- 일반 시판용 마가린(단단하게 만들기 위해 기타 성분 첨가)	- 식물성 기름으로만 만든 단단하지 않은 천연마가린(냉장보관된 것으로 1일 10g 정도)
식용유	- 순수 야자 식용유 - 일반식용유로 정제시켜 맑은 것	- 차갑게 짠 식용유로 해바라기씨, 옥수수눈, 밀눈, 호두, 콩, 올리브, 과일 식용유를 가열 처리하지 않은 것
지방	- 돼지비계 기름, 소기름, 기타 동물성 기름 - 감자튀김기름	
음료수	- 콜라, 환타, 기타 색소 및 화학첨가제가 든 모든 음료수	- 생수(염분이 적은 것) - 레몬 농축액(생수에 희석)
양념	- 화학적으로 만든 일반식초 - 화학 조미료, 매운 고춧가루 - 일반 시판겨자, 일반 정제소금 - 고기가 든 조미료 - 짠 된장이나 고추장	- 사과나 포도, 식초 아주 약간 - 콩간장, 효모가루, 피망, 고춧가루 - 생강, 마늘, 파 - 정제하지 않은 바다소금 미량 - 야채나 기타 천연 식물성으로 만든 조미료, 양념류
차	- 환자에게 자극을 주는 모든 차 - 모든 종류의 알코올	- 각종 과일차, 엽차, 율무차, 레몬차 등 자극이 없는 차
알코올 커피	- 일반커피(카페인 함유)	- 디카페인 커피 아주 조금

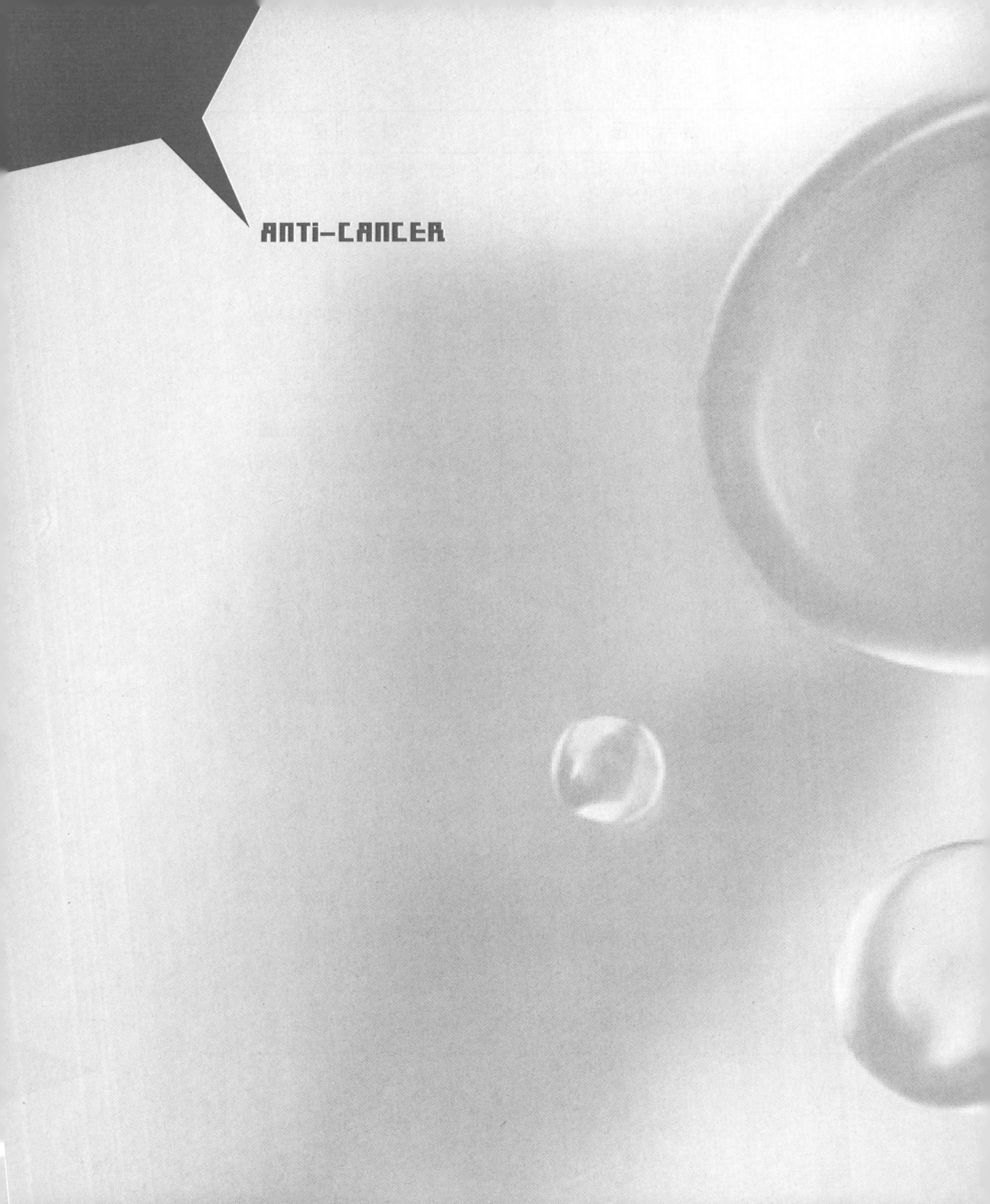

ANTi-CANCER

CHAPTER 05

암에 따라 맞춤식품으로 치료한다

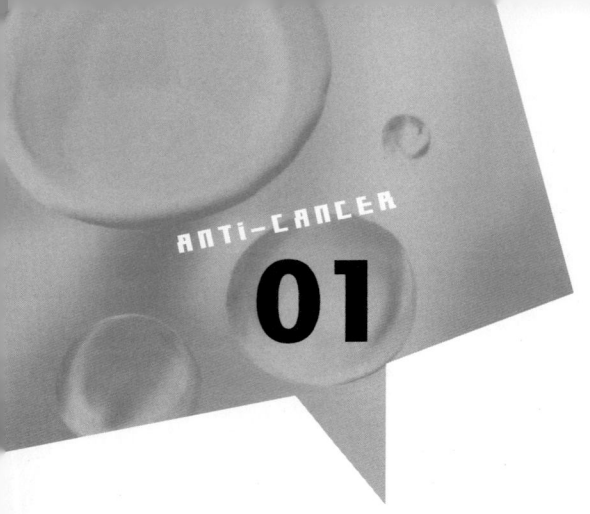

ANTI-CANCER
01

현대인의 적, 4대암과 항암식품

▶▶▶ 위 암

　위암 발생률이 줄고는 있지만 위암은 여전히 발생률 1위를 달리고 있다. 위암 예방에 가장 탁월한 식품은 바로 마늘이다. 미국과 중국의 공동 역학조사 결과, 하루 5g 정도의 마늘을 매일 먹는 사람은 거의 먹지 않는 사람에 비해 위암 발생률이 50%나 적었다. 매운맛을 내는 알리신을 비롯한 여러 가지 항산화물질이 활성산소를 강력하게 억제한다. 또한 알리신이 비타민 B_1의 흡수를 도와 '활성 지속성 비타민 B_1'으로 변하게 해 피로회복에도 효과가 있다. WHO에서 위암 발암물질로 지목한 헬리코박터 파이로리균 감염도 효과적으로 예방한다. 단, 매운맛이 속을 자극해 날로 너무 많이 먹으면 속이 쓰릴 수 있다. 마늘은 굽거나 익혀 먹으면 효능이 약간 떨어지나 속이 아픈 사람은 익혀 먹는 것이 바람직하다. 단, 항암식품으로 복용할 경우에는 날로 먹는 것이 가장 효과적이다.
　브로콜리도 위암을 예방하는 데 뛰어난 효과가 있다. 식물성 화학물질의 일종인

'설포라페인'은 암세포를 축출하는데 결정적인 기여를 하는데 세포 안으로 들어가 단백질을 활성화시키고 발암물질을 '막'으로 감싸는 것이다. 그 결과 단백질과 결합한 발암물질은 옴짝달싹 못 하고 혈관을 통해 체외로 배설된다. 뿐만 아니라 헬리코박터 파이로리균을 박멸하는 능력이 탁월해 미국 존스홉킨스대학의 연구결과 항생제에 내성을 가진 헬리코박터 파이로리균에도 효과가 있는 것으로 나타났다. 재미있는 것은 브로콜리가 남성보다 여성에게 더 좋다는 점이다.

헬리코박터 파이로리균 억제라면 녹차도 효과가 있다. 일본 교토대학의 연구결과에 의하면 녹차에 함유된 카테킨의 주성분인 EGCG(에피갈로키테킨갈레이트)는 위암과 십이지장암을 강력히 억제한다.

위궤양이나 십이지장궤양이 있다면 양배추가 효과적이다. 양배추의 비타민 U는 상처가 있는 점막의 회복을 촉진하고 비타민 K는 궤양으로 인한 출혈을 막는다. 또한 각종 소화효소가 많아서 위장장애에 효과적이다. 탄수화물 소화를 돕는 디아스타아제(diastase) 함량은 무보다 많고 위장의 단백질 분해효소의 일종인 펩신(pepsin), 췌장의 단백질 분해효소의 일종인 트립신(trysin), 과산화효소인 페록시다아제(peroxidase)도 풍부하다. 속이 자주 쓰리거나 위장장애를 갖고 있는 사람은 양배추를 많이 먹을수록 좋으나 살짝 익혀 먹는 것이 좋다. 날 것을 지나치게 많이 먹으면 소화흡수가 잘 안 된다. 가능한 삶거나 볶아서 따뜻할 때 먹고 생주스는 너무 차지 않게 해서 조금씩 마시는 것이 좋다.

위나 식도의 점막은 예민해서 손상되기 쉽다. 너무 맵거나 뜨거운 음식, 과음 특히 독주를 스트레이트로 마시거나 담배를 피우는 등의 자극이 장기간 지속되면 상처가 난 부분에 발암물질이 침입해서 암이 생길 수 있다. 흔히 독한 양주를 마신 후에는 우유를 한 모금 마시곤 하는데 이는 식도와 위를 보호하기 위함이

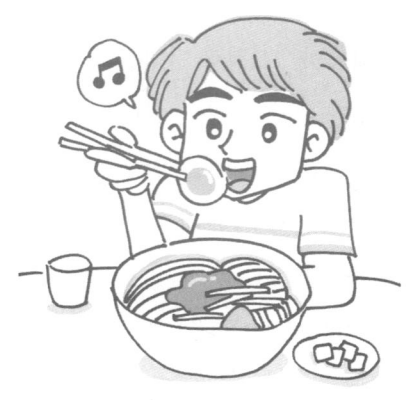

다. 우유에 함유된 양질의 단백질과 지방은 식도와 위 점막을 감싸서 보호해 주므로 맵고 자극적인 음식을 먹어도 속이 쓰리지 않거나 덜 쓰리게 된다. 냉면을 먹기 전 삶은 계란 반쪽을 먹는 것과 같은 이치이다. 요구르트의 단백질 역시 마찬가지이다. 우유나 요구르트와 같은 유제품의 단백질은 위에 들어오면 아미노산과 펩티드로 분해되어 발암물질로부터 점막을 보호한다. 저지방 우유를 마시거나 설탕이 들어가지 않은 플레인 요구르트를 일주일에 3~4번 복용한다.

비타민 A도 효과가 뛰어나다. 뛰어난 항산화제로 알려진 비타민 A는 위점막을 건강한 상태로 유지하게 해준다. 비타민 A는 식물성과 동물성으로 나뉜다. 식물성 비타민인 β-카로틴은 당근·호박 등 녹황색 채소에, 동물성 비타민인 레티놀은 닭·돼지·소의 간과 장어·버터 등에 풍부하다. 단, 위암에 걸린 경우에는 되도록 동물성 단백질은 삼가는 것이 좋다. 야채를 섭취할 때는 유기농으로 재배된 것을 택한다. 더불어 강력한 항산화작용을 하는 비타민 C, E를 복용하면 암을 예방하거나 증식을 억제하는데 효과적이다.

한편 설탕이나 백미처럼 정제된 식품은 좋지 않다. 상품화된 과일주스 역시 피하는 것이 좋다. 식사는 현미와 같이 덜 정제된 잡곡을 이용하고, 생과일주스나 녹즙을 직접 만들어 먹으면 좋다. 인스턴트 식품이나 탄 고기, 생선 역시 마찬가지이므로 피하는 것이 좋다.

뜨겁고 맵고 짠 음식은 자극이 강해 약해진 위점막을 더욱 상하게 할 수 있으므로 피한다. 특히 짠 음식은 다른 발암물질과 같이 복용할 경우 더욱 암을 증식시킨다. 1일 총 소금 섭취량이 6g 이하, 최대한 싱겁게 먹도록 노력해야 한다. 소금 대신 카레가루를 이용하면 음식의 맛도 지키고 위암 예방에도 도움이 되며, 입맛이 떨어진 암환자에게 식욕을 돋우는 효과도 있고 면역증강 효과도 있다.

위암 환자의 식단은 무엇보다 소화가 잘되는 음식으로 구성되어야 한다. 위산 분비와 위기능이 많이 떨어져 있기 때문이다. 많이 씹을수록 암에 대항하는 효소가 많아지고 소화 또한 잘되므로 적은 양을 30번 이상 꼭꼭 씹어서 자주 먹는 것이 좋다.

위암을 부르는 식품

튀김류, 기름진 음식, 탄 음식, 인스턴트 식품 등
발암물질이 든 음식, 정제된 식품, 소금에 절인 생선

표 20 | 위암에 좋은 식품

주식	부식					간식		기타
곡류	어육류군		채소군			우유	과일	기타
	저지방	중지방	녹황색	담색	버섯류			
감자 고구마 기장 수수 율무 현미	참치 전갱이 넙치 흰살생선 굴 새우 (익힌것)	약콩 노란콩 두부 연두부 순두부	감자 고들빼기 상추 신선초 쇠비름 냉이 달래 파 취나물 돌미나리 민들레 쑥 질경이 파슬리 당근 케일 컴프리 시금치 브로콜리 가지 토마토 호박 고구마	마늘 무 순무 양배추 콜리플 라워 생강	영지버섯 표고버섯	우유 유제품	바나나 배 딸기 무화과 파인애플	알로에 인삼 구기자차 녹차 쥬와르 티

폐 암 ◀◀◀

암 발생률 2위, 암 사망률 1위인 폐암은 흡연인구가 증가하면서 잠재적인 환자 또한 많아지고 있다. 이렇게 볼 때 2001~2005년에는 흡연으로 인한 폐암 사망자가 전체 암 사망자의 30%를 차지할 것으로 추정된다.

폐암을 치료중인 환자에게는 엽산과 비타민 B12가 효과가 있다. 일본 도쿄대학의 임상실험에 의하면 폐암의 전암 단계의 환자들에게 다량의 엽산과 비타민 B12를 투여하면 전암 단계의 세포를 정상세포로 환원시켜 폐암으로의 진전을 막는 것으로 나타났다. 건강유지에 필요한 엽산의 1일 필요량은 200~400ug이나 폐암을 예방하려면 이보다 훨씬 많이 섭취해야 한다. 담배를 피우는 사람은 물론 더 더욱 많이 먹어야 한다. 엽산은 시금치와 같은 녹색 잎채소와 소·돼지간, 감자, 아스파라거스, 콩, 고구마, 브로콜리 등에 풍부하다. 그러나 엽산은 열에 약하기 때문에 살짝 데쳐서 먹거나 녹즙으로 먹는 것이 좋다. 엽산의 작용을 극대화하려면 비타민 C가 필요한데 비타민 C가 지나치면 오히려 엽산을 배설시켜 버린다. 그러므로 비타민 C 정제 복용자는 주의해야 하는데, 이럴 때는 아침에 비타민 C를 먹었다면 저녁에 엽산을 먹는 식으로 시차를 두고 복용하는 것이 좋다. 비타민 C는 바로 배설되므로 시간간격을 두면 엽산 대사에 영향을 미치지 않는다. 비타민 B12는 닭·소·돼지간에 풍부하며 달걀 노른자와 모시조개, 굴, 바지락, 꽁치, 고등어, 정어리 등 어패류에도 함유되어 있다. 엽산과 비타민 B12는 함께 먹으면 효과가 배가된다. 하지만 만일 엽산만 단독 복용하게 되면 오히려 비타민 B12가 부족해지기 쉽다.

점막을 보호하는 효과가 있는 β-카로틴이 풍부한 당근 역시 좋은 식품이다. 항산화작용이 강한 올리브유로 식품을 조리하면 더욱 좋다. 케일은 β-카로틴의 함유량이 시금치의 7배, 당근의 3배나 되며 식이섬유도 풍부하다. 그러나 칼륨이 많이 들어 있기 때문에 콩팥이나 갑상선이 안 좋으면 피해야 한다. 이 때 비타민 C가 풍부한 오렌지, 키위 등의 과일과 함께 먹으면 항산화작용의 상승효과를 볼 수 있다. 영양이 풍부한 현미와 콩으로 지은 잡곡밥, 항산화작용을 하는 신선초, 알싸한 맛을 내는 유황화합물이 들어 있는 순무·호박·카레가루 등이 좋은 식품이다.

단, 담배를 피우는 사람이 비타민 A나 β-카로틴을 정제로 복용한다면 오히려 폐암 발생률을 높일 수 있다. 흡연이 카로티노이드의 구조를 변화시키기 때문이다. 따라서 천연식품으로 섭취하는 것이 좋고, 무엇보다 토마토가 좋다. 토마토의 라이코펜 역시 카로티노이드의 일종으로 β-카로틴보다 2배 정도의 강력한 항산화작용을 하며, 담배를 피워도 그 구조가 변하지 않는다. 토마토에는 라이코펜 외에도 신맛을 내는 구연산이 들어 있어 니코틴 해독작용을 한다. 토마토는 익혀 먹는 것이 영양적인 면에서 더 효과가 있다. 날것과 익힌 것에서 라이코펜 함량이 최고 7배까지 차이가 난다. 또 요리에 넣으면 짠맛을 내므로 소금 대신 사용할 수 있다.

흡연자에게 무엇보다 좋은 것은 해조류이다. 파래 속에는 담배의 해독을 풀어주는 메틸메티오닌과 비타민 A가 풍부하게 들어 있어 담배 때문에 손상된 폐점막을 재생하고 보호해주는 역할을 하기 때문에 폐암을 예방하는 효과도 있다. 미역이나 다시마의 알긴산은 식이섬유의 일종으로 중금속을 배출하는데 효과적이며 강력한 조혈작용으로 신진대사가 활발해지고 혈액순환을 좋게 한다. 한편 해조류에 들어 있는 다당류인 U-푸코이단은 정상세포에는 전혀 영향을 주지 않지만 암세포를 만나면 암세포가 자살을 하게 만드는 아폽토시스를 유발한다.

신맛이 강한 복숭아는 먹었을 때 니코틴을 해독하고 노폐물을 배출시키며, 흡연자에게 부족한 비타민도 충분하게 보충시켜 준다. 녹차의 떫은맛의 정체인 카테킨도 니코틴과 결합해서 담배의 유독물질을 몸밖으로 내보내며 암세포 억제에도 탁월한 효과를 보이는데, 특히 폐암 억제율은 64%나 된다.

고구마에 들어 있는 강글리오사이드는 항암제로 폭넓게 이용되고 있는 아드리아마이신보다 훨씬 강력한 항암물질이며, β-카로틴 역시 뛰어난 항산화물질이다. 고구마와 호박처럼 속살이 노란 식품에는 루테인이라는 색소가 들어 있는데 루테인 역시 폐암 발생을 억제한다.

은행은 한방에서 결핵치료약으로 사용할 정도로 가래를 배출하고 기침을 멎게 하는 효능이 있다. 하지만 독성이 있어 굽거나 볶아서 먹어야 하며, 한 번에 너무 많이 먹지 않도록 해야 한다. 어린이는 하루 5알, 성인은 10알 정도를 먹는 것이 적당하다.

도라지의 사포닌도 호흡기 점막의 점액을 분비시켜 가래 배출을 촉진하고 기침을 멈추게 한다. 일본에서는 도라지에서 거담제 성분을 추출할 정도이다.

이탈리아의 역학 조사에 따르면 올리브유를 매일 섭취하는 사람은 폐암에 걸릴 확률이 보다 낮다고 한다. 신선초에 들어 있는 쿠마린 성분과 순무나 무, 콜리플라워에 든 유황화합물(아이소타이오사이안산염)도 폐암을 억제하고 발암물질을 해독하는 작용을 한다.

흡연자는 폐암 예비군이라 할 정도로 담배는 호흡기 건강에 치명적인 영향을 미친다. 특히 담배 1대를 피울 때마다 25mg에서 많게는 200mg까지 비타민 C가 파괴되므로 비타민 C도 충분히 섭취해야 한다.

암세포는 산소를 싫어한다. 그러므로 산소가 많은 식품을 먹는 것이 좋다. 깨끗한 산소가 많은 고산지역에서 재배된 유기농 야채나 생수에 타서 마시는 자연산 산소제품의 도움을 받을 수 있다. 폐암과 싸우고 있다면 복잡한 도심보다는 맑은 산소가 풍부한 고산지역에서 농사를 지으며 사는 것도 좋은 방법이 될 수 있다.

> **폐암을 부르는 식품**
>
> 인스턴트 식품, 탄 고기, 짠 음식, 단 음식, 알코올, 담배

표 21 | 폐암에 좋은 식품

주 식	부 식							간 식
곡 류	어육류군		채소군				지방군	과일군
	저지방	중지방	녹황색	담 색	버섯류	해조류		
현미 율무 붉은팥 기장 수수 보리쌀	가다랭이 등 푸른 생선 (익힌것)	콩 콩가루 두부 연두부 순두부	당근 단호박 브로콜리 시금치 피망 토마토 부추 쑥갓 양배추 적색양배추 아스파라거스 순무 신선초 카레	양상추 양배추 인삼 수삼 마늘 파 감자	표고버섯 영지버섯 양송이버섯 말굽버섯	김 다시마 파래 미역	참깨 올리브유	단감 키위 레몬

간 암

2001년까지만 해도 발생률 2위를 고수하던 간암은 2002년 발생률도 3위, 사망률도 3위이다. 그러나 2001년에 비해 한 단계 내려섰다고 안심하기에는 이르다. 한국인의 간암 사망률은 여전히 세계 1위이다.

간암에는 버섯 만한 식품도 드물다. 송이버섯 특유의 MAP이라는 물질은 암세포만 골라서 집중 공격하기 때문에 항암제의 대안으로 떠오르고 있으며, 불로초로 알려진 상황버섯은 간암과 소화기 계통의 암에 탁월한 효능이 있다. 표고버섯은 암과 만성 바이러스성 간염치료에도 효과적이며, 음주로 인한 간질환을 예방하는 효과도 있다. 양송이버섯은 암이 만들어지는 단계를 억제하며, 느타리버섯은 항암효과는 물론 암환자의 탈모·구토·설사 등의 부작용까지 줄여준다. 이처럼 귀하고 흔한 정도를 떠나 모든 버섯이 탁월한 항암작용을 하는 것은 모든 버섯이 갖고 있는 β-글루칸이라는 다당류가 인체 고유의 면역력을 증진시켜 암을 예방하고 암세포가 자라는 것을 억제하기 때문이다. 건강식품인 동시에 높은 항암효과를 가진 AHCC(암을 공격하는 자연살상세포를 활성화시킴)도 버섯의 균사로 만들어진 것이다. 버섯은 하루 30g 정도 먹는 것이 적당한데 표고버섯의 경우 매일 2~3장을 먹으면 충분하다. 버섯의 경우 먹을 때 꼭꼭 씹어 침과 잘 섞이면 유효성분이 더 잘 흡수되어 항암효과가 더 좋아진다. 생표고버섯은 20~30분 정도 햇볕에 놓아두면 비타민 D 함량이 증가한다. 버섯의 다당류는 수용성이므로 물에 오래 담그지 않는 것이 바람직하며, 버섯을 이용한 조림 등의 경우 짜지 않게 조리해 국물까지 먹는 것이 좋다. 상황버섯의 경우 일부 환자에서는 많이 복용하면 반대로 간기능이 악화되는 경우가 있으므로 너무 많이 먹는 것은 좋지 않다.

간의 주요 기능은 해독작용이다. 한약재로 널리 쓰이는 감초는 간기능을 향상시켜 해독작용을 돕는다. 감초의 글리시르리진은 실제로 만성간염 치료제로 이용되기도 한다. 시원한 국물이 술안주로 좋은 바지락 등 조개류에는 간의 해독작용을 돕는 타우린이 풍부하게 들어 있다. 타우린은 시판되는 피로회복제의 주성분으로 신진대사를 활발하게 해 피로회복도 돕는다. 더불어 메티오닌과 같은 필수아미노산과 라이신, 히스티딘도 간을 보호하는데 한 몫을 한다.

간암 환자의 식사에서 가장 중요한 것은 짜지 않게 먹어야 한다는 것이다. 간암은 간경화에서 온 경우가 많다. 그래서 간으로 가는 혈관이 막혀 배에 복수가 차기도 쉽다. 짜게 먹는 습관은 복수가 차는 것을 부추긴다. 게다가 암 자체를 활성화시키므로 절대 피해야 한다. 소금 대신 식초나 다시마 등을 이용해 간을 맞추는 것이 효과적이다. 이 때 사용하는 식초는 양조식초는 절대 안 되고 감식초나 현미식초를 꼭 써야 한다.

간기능의 저하로 해독작용이 떨어져 있고 소화기능이 약하므로, 이를 위해 양배추 된장국이 좋다. 된장은 바이러스가 아닌 방사성 물질이 원인이 된 간암에서 간에 축적된 발암물질을 신속하게 배출시켜 암을 억제한다. 일본 히로시마대학 원폭방사능의학연구소에서 발표한 실험결과를 보면 된장을 먹고 간암 유발 방사능에 노출된 쥐가 그렇지 않은 쥐에 비해 간암 발생률이 현저히 억제되었다. 된장은 간암만큼은 아니지만 위장암과 대장암 억제에도 효과가 있다.

간의 해독작용을 향상시키는 것은 물론이다. 한편 사과와 참깨는 간접적으로 간암을 예방한다. 사과의 펙틴 성분은 장내 유산균을 활성화시켜 간으로 오는 독성물질을 줄여준다. 참깨의 리그난이라는 항산화물질은 알코올의 독으로부터 간을 보호하고 간의 해독작용을 향상시킨다. 참깨는 먹기 전에 볶아서 먹어야 리그난을 제대로 흡수할 수 있다.

단백질은 육류보다는 생선으로 보충하는 것이 좋다. 흰 살 생선을 찌거나 조려 먹음으로써 부족한 단백질을 보충하도록 한다. 요리를 할 때는 동물성 기름보다는 식물성 기름(올리브유, 콩기름, 참기름 등)을 사용해 조리한다.

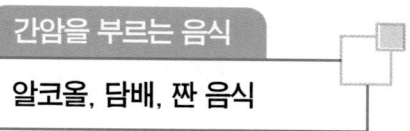

간암을 부르는 음식
알코올, 담배, 짠 음식

표 22 | 간암에 좋은 식품

주식	부식						간식
곡류	어육류군		채소군				과일군
	저지방	중지방	녹황색	담색	버섯류	해조류	
현미 율무 붉은팥 기장 수수 보리쌀 흑설탕	참치 연어 가자미 대구 새우 바지락 닭가슴살 (익힌것)	고등어 꽁치 검정콩 두부 순두부 연두부 완두콩 콩가루 효모	감자 브로콜리 무청 시금치 부추 돌미나리 비름나물 당근 돌나물 호박 케일 피망 셀러리 토마토 쑥 알로에	양배추 배추 더덕 콩나물 무 양파 숙주 양상추 파 마늘	영지버섯 표고버섯 양송이 대추(차로 끓여 마신다) 말굽버섯	미역 물미역 파래 김	오렌지 귤 자몽 사과 복숭아

▶▶▶ 대장암

식단이 서구화될수록 위협적인 암이 바로 대장암이다. 발생률과 사망률 모두 아직 4위에 그치고 있지만 가장 급격한 증가율을 보이는 암이 대장암이다.

대장암을 부추기는 가장 큰 원인은 육식 위주의 식생활습관, 즉 섬유질 부족이다. 식이섬유가 부족하면 장 속에 유해균이 많이 증식하게 되고 변비가 생긴다. 변비로 인해 장의 압력이 증가되고 발암물질과 유해물질이 장 속에 오래 남아 있게 되어 세포막과 세포의 DNA가 변형되어 암세포가 발생하고 또한 용종이나 게실도 잘 생길 수 있다. 따라서 암환자에게 가장 필요한 것은 유산균을 늘리고 장 속의 독성물질을 제거하는 것이라 할 수 있다. 그러기 위해서는 식이섬유가 절대적으로 필요하다.

식이섬유는 장운동을 활발하게 해 대장항문병의 원인이 되는 변비를 개선하고 발암물질이 장 속에 남아 있지 않도록 한다. 또한 유산균의 먹이가 되어 장에 유익한 균이 많아지도록 돕는다. 식이섬유는 감자, 버섯류, 해조류, 콩류 등에 풍부하며 과일 중에는 사과에 특히 풍부하게 들어 있다.

대장암의 발암물질은 1차로 장을 자극한 후 일부가 흡수되어 간으로 보내져 해독과정을 거친다. 그런데 식이섬유를 충분히 섭취하지 않으면 간이 애써 독을 없앤 발암물질이 효소(β-글루클로니다아제)에 의해 다시 독성을 지니게 되고 이것이 다시 간으로 보내지는 악순환이 반복된다. 사과의 펙틴 성분은 이 효소를 억제해 대장암과 간암을 동시에 예방한다. 브로콜리의 꽃봉오리와 줄기에도 식이섬유가 풍부하다. 특히 브로콜리와 똑같이 생겼으나 녹색이 아닌 흰색인 콜리플라워의 MMTS가 대장암을 강력히 억제하는 것으로 알려졌다. 유산균 음료와 생수를 하루에 8잔 이상 마시는 것도 도움이 된다. 특히 상행결장(오른쪽)보다 하행결장(왼

쪽)과 직장암에 더 효과가 좋다.

변비가 있는 사람 중에 미역이나 다시마를 늘 먹는 사람이 있는데 이것은 대장암 예방을 위해서도 좋은 습관이다. 해조류를 물에 담그면 표면에 미끌미끌한 물질이 생기는데 이것이 바로 수용성 식이섬유이다. 그 중 한 종류인 U-푸코이단은 세포가 스스로 자살을 선택하는 '아폽토시스(Apoptosis)'을 유발하는데, 이것은 정상세포에는 전혀 영향을 미치지 않고 암세포의 자멸만 유도한다. U-푸코이단 외에도 알긴산 등의 식이섬유가 콜레스테롤을 낮추어 준다.

등 푸른 생선의 DHA와 EPA는 대장암을 예방하며 암세포의 전이와 증식을 억제해 병세가 더 이상 악화되는 것을 방지한다. 생선조림의 경우 아주 싱겁게 해서 국물까지 먹어야 국물에 우러난 DHA를 섭취할 수 있다. 생선을 요리할 때 레몬즙을 약간 뿌리면 비린내도 없어지고 비타민 C도 섭취할 수 있다. 튀김이나 굽는 조리법은 DHA를 손실시킬 뿐만 아니라 발암물질까지 만들어 내므로 좋은 조리법이 아니다.

육류의 섭취를 줄이고, 현미밥·잡곡밥을 먹으며 30번 이상 씹어 먹어 충분한 소화효소가 분비되도록 한다. 미국 메릴랜드대학의 연구에 의하면 쌀겨에 풍부한 IP6는 대장암 세포를 줄이는데 탁월한 효능이 있다고 한다. 또한 밀배아에도 대장암세포를 죽이거나 억제하는 성분이 풍부하다. 쌀겨는 쌀의 겉껍질을 벗겨내고 정백할 때 나오는 황백색 가루이므로 현미를 먹어야 쌀겨의 영양성분을 섭취할 수 있다.

유산균이 풍부한 요구르트는 장 속 환경을 정상상태로 유지해 변비를 없애주어 발암물질이 장점막과 접촉하는 시간을 단축시킨다. 장 속에 유산균이 많을수록 발암물질이 만들어지는 것도 억제된다. 카레의 색소성분인 쿠루쿠민(Curcumin)

성분이나 그 유도체가 대장암을 비롯한 피부암 예방효과가 있다고 알려져 있다.

장의 원활한 작용을 위하여 규칙적인 운동을 하고 소량으로 싱겁게 먹어야 한다. 밤늦게 식사를 하면 위와 장에 부담을 주게 되고 너무 찬 음식은 장에 자극을 주므로 삼간다.

대장암을 부르는 음식

육류, 정제된 식품, 훈제 식품, 고지방 식품, 인스턴트식품, 탄 음식, 짠 음식 등

표 23 | 대장암에 좋은 식품

주식	부식							지방군	간식
곡류	어육류군		채소군						과일군
	저지방	중지방	녹황색	담색	버섯류	해조류			
율무 보리 현미 조 수수 팥 통밀 고구마 밤 옥수수 귀리 밀기울 쌀겨	대구 생태 등 푸른 생선 (익힌것)	노란콩 두부 연두부 순두부	당근 미나리 부추 풋고추 근대 브로콜리 콜리플라워	우엉 도라지 콩나물 셀러리 양배추 양상추 배추 양파 무 감자	표고버섯 양송이	김 다시마 미역 파래		참깨	토마토 딸기 오렌지 파인애플 복숭아 참외 귤 키위 바나나 감 배 사과

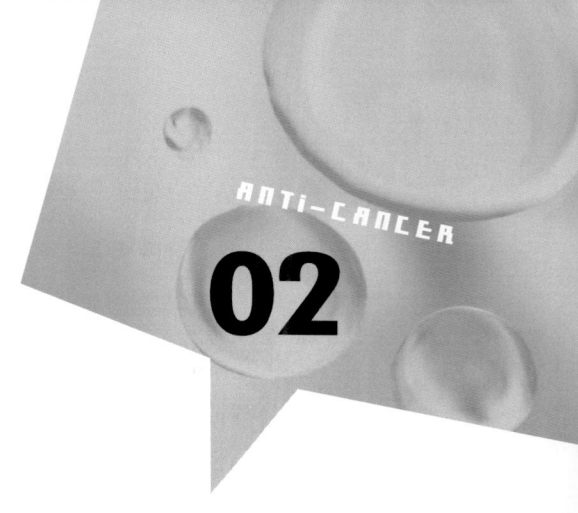

02

성별에 따라 다른 암과 항암식품

전립선암 ◀◀◀

대표적인 선진국형 암으로 현재 우리나라에서도 가장 큰 증가폭을 보이고 있는 암이다.

하버드대학 연구진이 40~75세의 남성 4만 7000명을 6년간 추적 조사한 결과, 토마토 요리를 주 10회 이상 먹고 있는 사람은 그렇지 않은 사람에 비해 전립선암에 걸릴 확률이 45%나 낮았다. 붉은 색소인 라이코펜과 비타민 C·E, 셀레늄, 식이섬유 등과 같은 항암성분이 상승작용을 하기 때문이다. 라이코펜은 뛰어난 항암제로 알려진 β-카로틴의 2배나 되는 강력한 항암물질로 몸 속에서 암 유발물질이 형성되기 전에 몸밖으로 배출하는 역할을 한다.

한편 일본의 실험에서는 콩을 많이 먹을수록 전립선암 발생률이 떨어지는 것으로 나타났다. 콩에는 식물성 여성호르몬인 이소플라본이 풍부하기 때문에 남성호르몬이 과다 분비되는 것을 억제해 전립선암을 예방한다. 또한 활성산소를 제거하는 사포닌이나 강력한 항산화물질인 비타민 E, 플라보노이드가 공존하면서 면역력을 증강하고 발암물질을 억제하기 때문이다. 서구의 학자들은 과거 한국 남성들이 거의 전립선암에 걸리지 않았으나 현재 남성 전립선암 환자가 급증하는 이유를 콩발효식품 위주이던 전통식단에서 급격히 식생활이 서구화된 탓으로 보고 있다.

▶▶▶ 자궁경부암

자궁암에는 자궁 입구에서 발생하는 자궁경구암과 자궁 안쪽에서 발생하는 자궁체암이 있는데 우리나라 여성들이 주로 걸리는 것은 자궁경부암이다. 과거에 비해 자궁경부암 발생률이 낮아지고는 있으나 아직도 중년 이후에는 많이 발생하고 있으므로 정기검진과 함께 식생활에도 주의가 필요하다.

헬리코박터 파이로리균을 억제하는데 탁월한 브로콜리는 자궁경부암의 원인이 되는 HPV(휴먼 파필로마 바이러스)도 억제하며, 발암물질의 독성을 상당히 강력하게 억제하는 것으로 알려지고 있다. 호박에 함유된 황금빛 색소 성분인 루테인도 자궁암 예방에 효과적이라는 역학조사 결과가 있으며, 고구마의 강글리오사이드는 암세포를 정상세포로 환원시키는 작용이 있어 항암물질 중에서도 가장 주목받는 물질 중 하나이다.

출산 후에 먹는 미역국도 자궁경부암에 좋은 식품이다. 미역의 알긴산, 다시마의 U-푸코이단 등의 다당류가 면역력을 높이고 암을 억제한다. 특히 해조류의 식이섬유가 암을 억제하는 작용은 3~4일간 지속되기 때문에 일주일에 2~3번만 먹어도 암 예방은 물론 치료효과까지 기대할 수 있다.

엽산은 암세포가 자궁암으로 발전하는 것을 막는 효과가 있으므로 엽산이 풍부한 시금치, 아스파라거스, 해바라기씨 등도 꾸준히 섭취하는 것이 좋다.

자궁경부암의 원인이 되는 HPV는 성관계를 통해 감염될 수 있으므로 섹스 파트너가 여러 명이거나, 남편이 바람을 피우는 경우 아내가 자궁경부암에 걸릴 가능성이 높아진다.

> **자궁경부암을 부르는 음식**
> 동물성 지방, 훈제 식품, 초콜릿, 버터

표 24 | 자궁암에 좋은 식품

주식	부식							간식
곡류	어육류군		채소군					과일군
	저지방	중지방	녹황색	담색	버섯류	해조류		
율무 보리 통밀	대구 생태 (익힌것)	노란콩 두부 연두부 순두부	시금치 부추 상추 브로콜리 쑥 취나물 산나물 열무 깻잎 당근 오이 민들레	콩나물 파 마늘 무 양파 양상추 양배추 우엉 파 마늘 인삼 수삼 토마토	표고버섯 영지버섯 느타리버섯	김 다시마 미역		오렌지 딸기 녹차

▶▶▶ 난소암

　　난소암은 발견이 어려워 진단되었을 때는 이미 말기 상태이거나 다른 곳으로 전이된 경우가 많다. 따라서 다른 어떤 암보다 더욱 예방이 중요하다.

　　콩에 들어 있는 이소플라본은 호르몬과 관련된 대부분의 암에 효과적이다. 난소암 역시 예외는 아니다. 여성호르몬인 에스트로겐과 유사한 작용을 하는 이소플라본과 비타민 E, 사포닌 등 여러 항암물질이 어우러져 난소암을 강력하게 저지한다.

　　난소암에 좋은 또 다른 식품은 바로 가지이다. 일본 나고야대학에서 가지 추출액을 8종류의 암세포에 주입한 결과 난소암 세포의 증식을 가장 잘 억제했다는 연구결과가 있다. 가지의 알칼로이드가 암 종양이 자라는 것을 억제하기 때문이다. 한편 가지의 보라색 색소인 안토시아닌도 강력한 항산화물질이다. 대부분의 식물성 식품은 열을 가할 경우 영양성분이 파괴되지만 가지의 암 억제 성분은 가열해도 잘 파괴되지 않는다. 특히 꼭지와 껍질에 이 성분이 많으므로 어느 한 부분도 버리지 말고 먹는 것이 좋다.

　　미국 브리검 여성병원의 연구에 의하면 카로틴이 풍부한 당근과 라이코펜이 풍부한 토마토도 난소암 예방에 효과적이다. 특히 α-카로틴을 많이 섭취한 여성일수록 난소암 위험이 낮으며, 토마토의 라이코펜은 폐경기 이전의 여성들의 난소암 위험을 줄여준다.

유방암

유방암은 여성의 암 발생률 2위로 갈수록, 호르몬과 관련된 모든 암이 그렇듯 점차 환자층이 두터워지고 있는 암이다.

식물성 호르몬인 이소플라본이 들어 있는 콩만큼 유방암에 효과적인 식품도 없다. 이소플라본은 여성호르몬이 지나치게 분비되는 것을 막아 암을 예방하는데, 단순히 암을 예방하는 것이 아니라 폐경기 여성의 갱년기 증상을 줄이면서 항암작용까지 한다. 그 밖에도 식이섬유가 많은 해조류, 녹황색 채소, 버섯류, 등 푸른 생선 등이 도움이 된다.

대장암과 마찬가지로 식이섬유 섭취량은 줄어들고 지방 섭취량은 늘어나는 서구식 식생활이 유방암의 원인 중 하나이다. 지방 함량이 높은 식사는 혈중 콜레스테롤 수치를 높여 유방암 위험을 가중시킨다. 따라서 무엇보다 비만을 경계해야 한다. 비만인 중에 유방암 환자가 훨씬 많으며, 비만한 경우 유방암 치료 후에도 반대편 유방에 암이 발생할 확률도 훨씬 높다. 특히 쉽게 즐기는 인스턴트 식품은 칼로리는 상당히 높아 비만을 부추기는 반면 영양은 비빔밥보다도 훨씬 떨어지므로 삼가야 한다.

반대로 콜레스테롤을 낮추는 식이섬유가 풍부한 음식은 적극 섭취하는 것이 좋다. 특히 해조류(미역)의 알긴산은 콜레스테롤을 낮추는데 탁월한 효과가 있다. 면역력을 높여 주는 것으로 알려진 버섯류에도 식이섬유가 풍부하다. 특히 표고버섯에 들어 있는 에리타데닌 성분도 콜레스테롤 저하작용을 한다.

유산균은 유방암 발생 위험을 낮추어준다. 장 속에 유해균이 많으면 장 내 밸런스가 깨지고 유방암 발생위험인자인 에스트로겐이 지나치게 분비되게 된다. 장 속 세균의 균형이 맞으려면 유해균에 비해 유산균과 같은 유익한 균들이 더 많아야 한다. 유산균을 증식시키는 가장 손쉬운 방법은 사과를 껍질째 먹거나 플레인 요구르트나 클로렐라를 먹는 것이다. 식이섬유나 올리고당이 풍부한 식품을 섭취하는 것도 도움이 된다.

주치의와 상의해서 항산화제가 많이 함유된 식품을 먹거나 비타민 A, C, E를 복용하는 것도 좋다.

유방암을 부르는 음식
육류, 알코올, 담배, 당분이 많은 음식, 인스턴트 음식

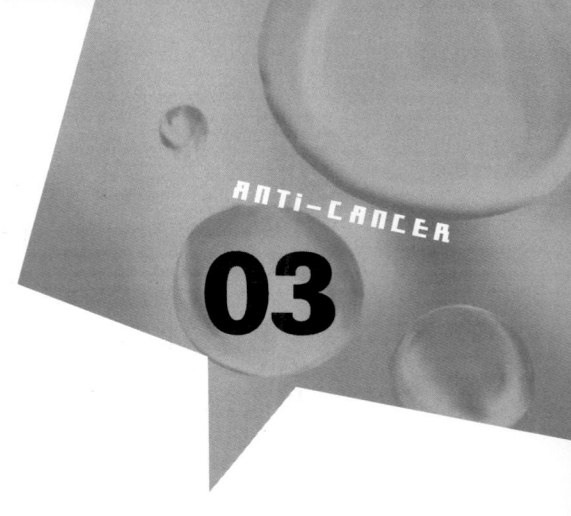

ANTi-CANCER 03

설마 내게? 희귀암과 항암식품

　희귀암은 좀처럼 발병하지 않는 만큼 아직은 다른 암들에 비해 연구가 미진하다. 어떤 식품이 확실한 암 예방 효과가 있는지 좀처럼 밝혀진 것이 없으나, 마늘이나 토마토·콩 등 일반적으로 암에 좋다고 알려진 식품은 희귀암에도 자연히 해당된다.

　감자 껍질에 들어 있는 폴리페놀은 세포의 돌연변이를 예방해 암을 억제한다. 단, 싹이 난 감자에는 솔라닌이란 독성물질이 들어 있으므로 절대 사용해서는 안 된다. 감자는 삶아서 먹는 것이 좋다. 감자가 가지고 있는 열량은 고구마와 비슷하지만 당지수가 더 높아 흡수가 빠르므로 많이 먹거나 튀겨 먹으면 비만이 되기 쉽다.

　고구마 역시 껍질째 먹는 것이 좋다. 고구마에 들어 있는 강그리오사이드도 탁월한 항암물질이며, 고구마를 껍질째 먹으면 속쓰림과 방귀가 나오는 것을 예방할 수 있다.

최근 들어 우리 식탁에서도 많이 사용되는 피망도 항암식품 중 하나이다. 피망도 초록색 피망보다는 색이 예쁘고 진한 것으로 고르는 것이 좋다. β-카로틴의 경우 오렌지색 피망에 가장 많은데 초록색 피망에 비해 무려 20배나 더 들어 있다. 비타민 C 역시 초록색에 비해 빨간 피망에 2배, 오렌지색 피망에 3배가 더 들어 있다. 고추만큼은 아니지만 캅사이신도 약간 들어 있어 기초대사량을 높여 주어 체중 감량에 도움이 되고 항암작용도 한다. 피망은 하루에 1/3개 정도만 먹어도 충분한 효과를 볼 수 있다.

▶▶▶ 방광암

방광암은 주로 남성에게 생기며 여성들에게는 좀처럼 생기지 않는다. 하버드대학의 연구진이 252명의 남성을 추적 조사한 결과에 의하면 양배추, 겨자, 브로콜리, 고추냉이와 같은 겨자과 식물이 효과가 있다는 사실을 밝혀냈다. 하지만 양배추를 코울슬로 샐러드로 만든 경우는 효과가 없는 것으로 나타났다.

▶▶▶ 백혈병

방사능에 오래 노출된 경우 백혈병에 걸리기 쉽다. 따라서 평소 방사능의 독을 적절히 풀어주는 것이 좋다.

탁월한 해독식품 가운데 하나가 바로 해조류이다. 미역의 알긴산은 중금속을 배출하는데 효과적이며 다시마의 U-푸코이단은 암세포가 자살하도록 유도한다. 한편 미역의 생식 기관인 미역귀에 암세포 억제효과와 성인T세포백혈병의 원인이 되는 ATL바이러스증식 억제효과가 있다고 해 주목을 끌고 있다.

우리의 전통 식품인 된장도 방사능 물질이 우리 몸에 쌓이지 않고 신속하게 배출되도록 돕는다.

췌장암 · 담도암

췌장암은 암 중에서도 가장 악성으로 유명하다. 위, 간, 소장 등 장기에 둘러싸여 암이 생겨도 발견하기가 어려워 진단되었을 때는 이미 말기인 경우가 많고 수술을 하기도 곤란하기 때문이다.

췌장암을 예방하려면 우선 간의 해독작용이 원활해야 한다. 췌장암의 원인으로 가장 중요하게 생각되는 것은 알코올인데, 아마도 알코올의 직접적인 영향이나 그 부산물로 인해서 암세포를 활성화시킬 가능성이 크기 때문에 간의 해독작용이 원활해야 그만큼 암이 생길 확률이 줄어들 것으로 생각된다. 또한 담낭결석이 생기지 않도록 주의해야 한다. 췌장이나 담도에 돌(담석)이 생겨 막히는 경우 만성적으로 염증을 일으켜 췌장암으로 발전하기 쉽다.

불포화지방산이 풍부한 등 푸른 생선이 좋으며 기름기가 많거나 단 음식, 밀가루와 같은 정제된 탄수화물은 피해야 한다.

▶▶▶ 갑상선암

갑상선암은 여성암 중 가장 급격히 증가하고 있는 암 중 하나이다. 발생률로는 이미 자궁경부암을 따라잡았으니 앞으로도 잠재환자수가 많을 것으로 추산된다.

갑상선암 예방에 가장 좋은 식품은 해조류, 특히 요오드가 풍부한 다시마이다. 요오드 섭취가 부족하면 갑상선기능이 떨어지면서 기력이 떨어진다. 갑상선기능을 증가시키기 위해 몸에서는 갑상선 자극 호르몬을 분비하는데 지나치면 암이 생길 가능성이 있다. 따라서 평소에 충분히 섭취하는 것이 중요하다.

하지만 과유불급은 금물이다. 우리 나라 사람들은 평소 식단에서 해산물과 해조류로 요오드를 충분히 섭취하므로 지나치게 많이 먹으면 오히려 갑상선질환이 생길 가능성이 있다.

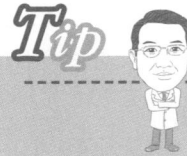

매일매일 먹자

1. 3~4가지 녹색 야채 + 감식초, 올리브, 사과식초
2. 마늘 3쪽
3. 토마토 큰 것 1개
4. 오렌지 1개
5. 쌀눈이 살아 있는 현미나 잡곡밥

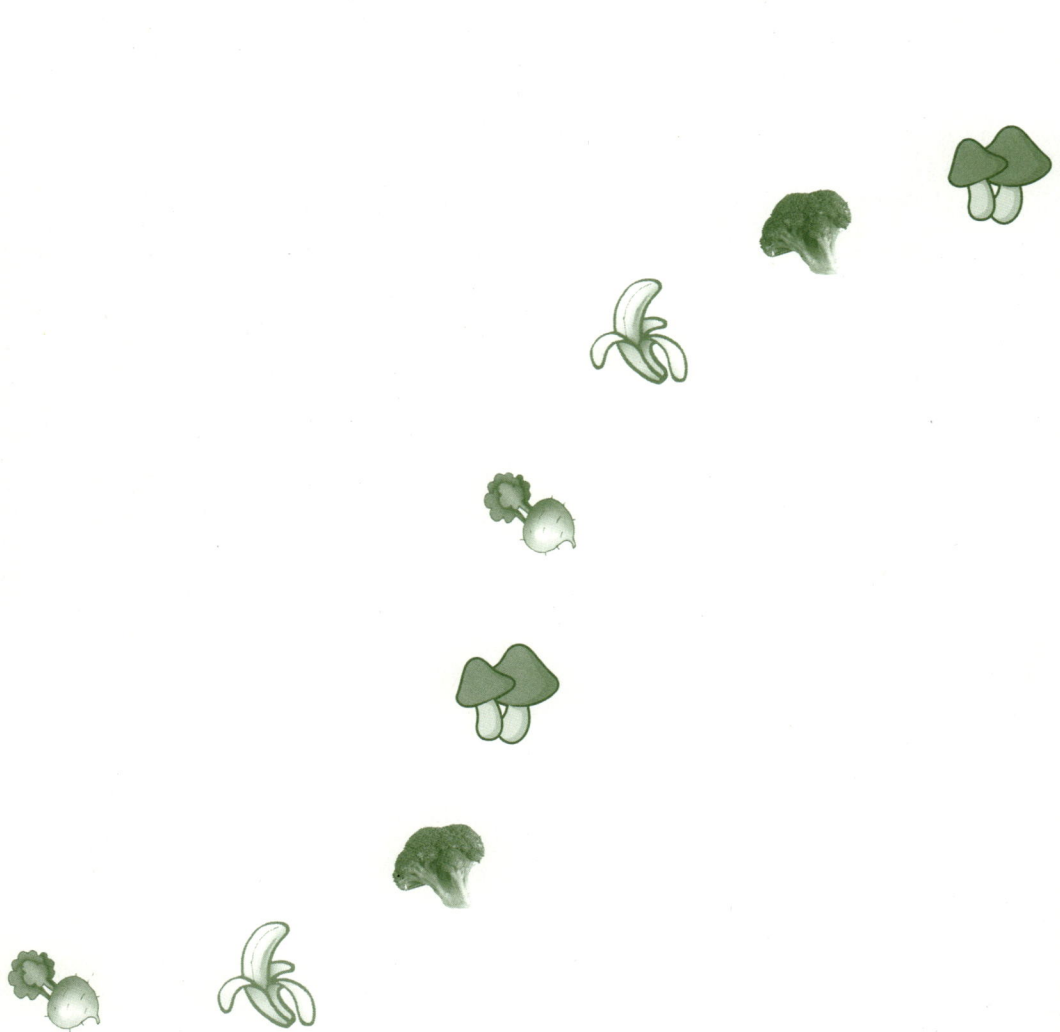

ANTI-CANCER

부 록

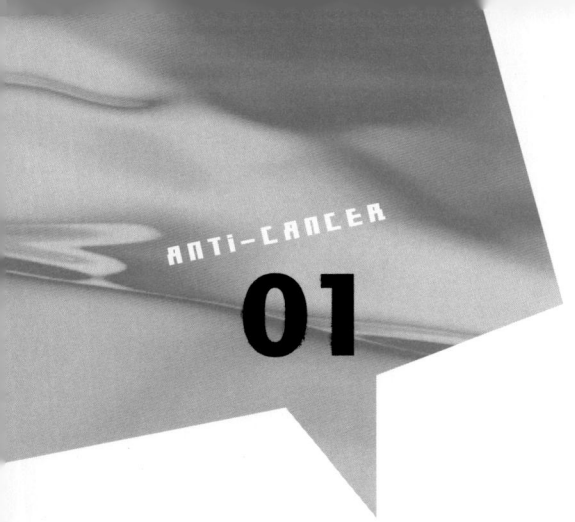

암을 예방하는 요리법

옛말에 "구슬이 서말이라도 꿰어야 보배"라고 했다. 항암식품 역시 마찬가지이다. 아무리 항암효과가 탁월한 식품이라 할지라도 잘못 조리하거나 먹는 방법이 틀렸다면 제 구실을 하지 못하는 것은 당연한 일이다. 항암식품을 효율적으로 이용하기 위한 몇 가지 방법을 제안한다.

▶▶▶ 발암물질을 없앤다

모든 식품에는 항암성분과 발암성분이 공존한다. 다만 얼마나 들었는지, 제거할 수 있는지에 차이가 있을 뿐이다.

야채나 과일의 경우 가장 큰 발암물질은 농약이다. 따라서 잔류농약을 줄이는 것이 가장 중요한데, 이를 위해서는 우선 깨끗이 씻어야 한다. 물에 식초를 한 방울 섞거나 흡착력이 강한 숯을 넣은 물로 씻는 것도 하나의 방법이다. 농약이 물에 녹아 나올 수 있으므로 물기는 확실히 제거한다. 물기를 빼면 잔류농약을 줄일 수 있다.

　감자나 당근처럼 뿌리를 먹는 채소나 과일은 껍질에 농약이 남아 있을 수 있으므로 껍질을 두툼하게 깎는다. 배추나 상추, 양배추 등은 가장 바깥쪽의 잎을 떼어버린다. 그러나 껍질의 뛰어난 영양성분을 고스란히 섭취하고 싶다면 꼭 유기농 야채를 먹는다. 고사리나 머위 등 산나물에는 아주 조금이기는 하지만 발암물질이 함유되어 있으므로 물이나 식초물에 담궈 떫은 맛을 제거하면 발암물질도 낮추고 요리의 맛도 살릴 수 있다. 떫은 맛을 완전히 제거하면 발암물질의 약 30%를 제거할 수 있다.

　햄이나 소시지·어묵 등 염장식품에는 '아질산나트륨'이란 발암물질이 들어 있다. 따라서 요리를 하기 전 펄펄 끓는 물에 2~3분간 삶던가 뜨거운 물을 끼얹어 어느 정도 발암물질을 제거한 후 조리해야 한다. 라면의 면발과 유부도 끓는 물에 살짝 데치면 불필요한 기름이나 보존료를 줄일 수 있다.

　고기를 손질할 때는 비계는 모두 제거하고 닭고기도 껍질과 기름은 벗겨서 조리하는 것이 바람직하다. 불고기처럼 양념을 한 경우 재워 두었던 물에 발암물질이 용출되었을 수 있으므로 반드시 버리고, 끓이는 경우에는 모든 찌개나 국의 거품은 완전히 걷어내는 것이 좋다. 어패류 역시 마찬가지이다.

소금을 적게 먹는다 ◀◀◀

　짜게 먹는 습관은 위암과 고혈압을 생기게 하는 지름길이다. 심심하게 조리해 재료의 맛을 즐긴다면 암은 물론 비만도 예방할 수 있다.

　어떤 식품이든 제철에 먹는 것이 맛이 좋을 뿐만 아니라 영양가도 가장 풍부하며 제철에 맞는 비타민이나 미네랄을 함유하고 있어 더욱 좋다. 게다가 제철 식품은 식품의 맛이 한창 오른 때이므로 굳이 진하게 양념을 하지 않아도 좋다. 그러니 제철 식품부터 먹고 볼 일이다.

햄과 같은 가공식품이나 인스턴트 식품, 명란젓·염장 연어 등 소금으로 절인 식품에는 우리가 생각하는 것 이상으로 소금이 많이 들어 있다. 라면이나 우동국물, 김치, 된장, 간장 역시 마찬가지이다. 가공식품이나 인스턴트 식품은 피하고 가능한 저염 식품을 이용하는 것이 소금 섭취를 줄이는 방법이다.

소금을 줄이면 음식의 간이 안 맞는데 어쩌나 하는 걱정은 향신료를 이용하면 덜 수 있다. 특히 암환자의 경우에는 마늘이나 고추, 식초, 카레 등 향신료를 이용하면 소금을 넣지 않아도 맛이 싱겁지 않으며 또한 이들 성분은 면역력을 증가시키거나 항암효과가 뛰어나고 비타민 C 등이 풍부해서 암환자에게 더욱 좋다. 레몬이나 고추냉이, 생강 등도 물론 가능하며 양식인 경우에는 우유나 치즈, 요구르트 등도 좋은 재료이다. 국의 간을 맞출 때는 말린 표고버섯이나 다시마, 가다랭이 포 등으로 국물 맛을 내면 음식에 감칠맛을 더해 줘 다소 싱거워도 맛있게 먹을 수 있다. 반드시 간을 해야 하는 경우에는 발효 식품인 간장이나 된장, 고추장을 사용하는 것이 좋다. 소금이 꼭 필요한 경우에도 정제된 흰 소금보다는 천일염을 아주 조금만 사용하는 것이 좋다.

어쩌다 보니, 혹은 어쩔 수 없이 짜게 먹었다면 후식으로 과일과 야채를 푸짐하게 먹는 것이 도움이 된다. 식이섬유나 칼륨, 마그네슘, 칼슘 등의 미네랄은 염분에 의한 해를 막아준다. 특히 야채나 과일 속에 든 칼륨은 염분 속의 나트륨을 배설시키는 작용을 한다. 칼륨은 데치면 80~90% 가량 손실되므로 야채나 과일처럼 날 것으로 충분히 섭취하는 것이 좋다.

한편 짜게 먹는 것뿐만 아니라 달게 먹는 것, 즉 당분의 과잉 섭취에도 주의를 기울여야 한다. 당분은 포도당으로 분해되어 뇌의 에너지원이 되므로 우리 몸에 없어서는 안 되는 중요한 영양성분이지만 지나치면 비만은 물론 당뇨병·지방간·암 등 각종 질환의 온상이 된다. 우선 청량음료와 같이 단 음식은 피하고, 음식의 양념이 진하면 소금뿐 아니라 당분도 많다는 것을 염두에 두어야 한다. 한편 쌀이나 면류 등 탄수화물 함량이 많은 식사와 과음(알코올)도 당분의 과잉 섭취로 이어지므로 각별한 주의가 필요하다.

지방은 적게 먹어야 한다 ◀◀◀

기름진 식사는 유방암과 대장암, 전립선암의 발생 위험을 높이며 암세포 성장을 촉진해 거의 모든 암에 악영향을 준다. 따라서 육류를 선택할 때는 가능한 지방이 적은 부위를 택하는 것이 바람직하다.

쇠고기나 돼지고기보다는 닭고기가 낫다. 쇠고기를 먹어야 할 경우, 양지머리보다 지방이 적은 우둔살이나 등심살을 선택한다. 기름진 차돌박이는 피한다. 돼지고기는 어깨살보다는 지방이 적은 등심이 낫다. 베이컨이나 햄 등 육류 가공식품을 선택할 때도 저지방식품을 선택하는 것이 좋다. 가공식품은 지방이 많은 것은 물론 짠맛도 강하므로 많이 먹지 않도록 경계해야 한다.

기름은 식물성 기름, 특히 올리브유를 사용하는 것이 좋으며 동물성 지방인 버터나 라드, 생크림은 너무 많이 사용하지 않도록 자제하는 것이 좋다. 샐러드 드레싱은 마요네즈가 섞인 것보다는 감식초나 올리브유를 이용한 것이 좋다. 특히 올리브유는 70세의 소피아 로렌이 아직까지도 탄력 있는 피부와 젊음을 유지하는 비결 중 하나이다. 로렌은 젊은 시절부터 늘 올리브유를 이용한 야채 식단을 즐겨 왔다고 한다. 올리브유는 식물성 기름 중 유일하게 항산화제의 일종인 β-카로틴을 갖고 있기 때문에 암환자를 위해서는 물론 노화 방지에도 뛰어난 효과가 있다.

한편 요리법을 다양화하면 지방 섭취를 효과적으로 제한할 수 있다. 고기를 구울 때는 프라이팬보다는 그릴이나 오븐을 이용해 석쇠에 굽는 것이 지방을 제거하는데 효과적이다. 구이를 할 때에는 눌러 붙지 않도록 가공 처리된 조리기구를 이용하는 것이 기름 사용량을 줄이는 방법이다. 하지만 튀김이나 구이보다는 찜이나 수육이 적합하다. 고기를 일단 한번 삶아서 기름기를 제거한 후에 굽거나 조리는 것도 하나의 방법이다.

과거 장수촌으로 손꼽히던 일본의 오키나와 지역에서 가장 많이 먹었던 것이 바로 돼지고기와 배추류였다. 특히 돼지고기를 조리하는 법이 중요한데, 일단 센 불에 끓인 후 약한 불로 2시간 동안 계속 가열한다. 이때 나오는 거품이나 기름기를 계속 걷어낸 후 그 수육을 먹는다. 이런 방법으로 조리된 돼지고기는 일주일에 3일 이상 먹더라도 생각 외로 고지혈증 환자나 고혈압 환자가 늘지 않는다. 오히려 쇠고기에는 없고 돼지고기에만 풍부한 비타민 B_1의 영향으로 피부도 고와지고 신진대사도 활성화되어 건강하게 장수할 수 있는 비결이 되었다. 한편 배추류를 많이 먹으므로 각종 배추류에 들어 있는 미네랄, 비타민, 엽록소, 식이섬유

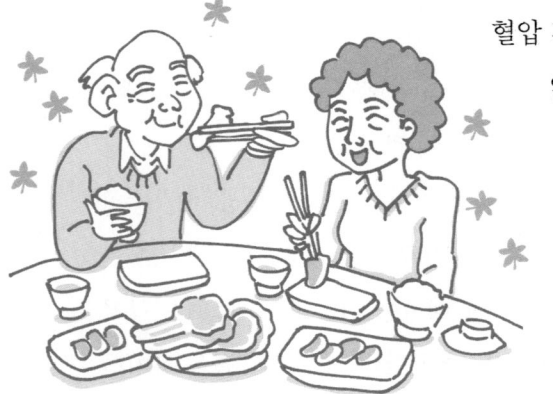

등이 돼지고기에 부족한 부분을 보충해준다. 또한 풍부한 식이섬유가 변비를 예방할 뿐만 아니라 발암물질을 효과적으로 제거하며, 엽록소는 변형된 세포나 손상된 세포의 재생을 돕기 때문에 암을 예방하는 효과가 뛰어나다.

아무리 좋은 음식이라도 건강에 좋다고 하여 한 가지만 먹는 것은 세상에서 가장 바보 같은 짓이다. 항상 영양의 균형을 맞추고 음식 궁합을 맞추도록 노력하는 것이 건강한 생활과 암환자를 위한 식단에 도움이 된다.

식이섬유를 많이 먹는다 ◀◀◀

야채만으로 필요한 식이섬유를 섭취하려 한다면 소처럼 하루종일 풀만 뜯고 있어야 할 것이다. 다행히 식이섬유는 야채뿐 아니라 곡류나 해조류, 과일에도 들어 있다. 식사법을 조금만 바꾸면 식이섬유를 충분히, 간편하게 섭취할 수 있는 방법들도 많다.

우선 밥은 현미밥이나 잡곡밥으로 바꾼다. 빵을 좋아하는 사람이라면 흰 빵보다는 통밀이나 호밀로 만든 빵을 선택한다. 아침 식사로는 옥수수, 오트밀 등이 든 시리얼도 괜찮다.

다음은 반찬이다. 두부나 콩자반 등 콩요리에도 식이섬유가 풍부하다. 야채는 생으로 먹으면 수분도 많고 부피도 커 많이 먹을 수 없는데, 조림이나 볶음으로 익혀 먹으면 많은 양을 먹는 것도 문제 없다. 감자나 당근, 우엉 등은 미리 삶아두었다가 조리거나 볶아 반찬을 하기도 하고 샐러드로 활용해도 좋다.

미역이나 다시마 등 해조류는 상큼한 식초무침이나 국거리로 이용하면 많이 먹을 수 있다. 버섯류는 한식, 양식 어디에도 잘 어울린다.

▶▶▶ 항암효과를 높이기 위해서는 항암성분을 지켜라

　항암효과를 높이는 가장 좋은 방법은 재료가 갖고 있는 항암성분을 조리과정에서 잃지 않게 하는 것이다. 일례로 비타민 C는 아주 강력한 항산화물질이지만 파괴되기 쉽다는 단점이 있다. 특히 가열하면 거의 100% 파괴된다. 하지만 전자레인지를 이용하거나 찌거나 볶으면 비타민 C 손실을 어느 정도는 방지할 수 있다. 등 푸른 생선을 조리할 때는 참기름을 이용하면 DHA와 EPA와 같은 필수지방산이 산화되는 것을 막을 수 있다.

　그 다음은 항산화성분을 극대화하는 방법이다. 토마토의 라이코펜은 익혔을 때 최고 7배까지 증가하므로 토마토를 생으로 먹는 것보다는 익혀 먹는 것이 좋다. 또한 돼지고기는 마늘과 찰떡궁합이다. 마늘의 알리신이 돼지고기의 비타민 B_1의 흡수를 높여 활성비타민 B_1이라 불린다.

　당근은 아주 좋은 β-카로틴과 라이코펜을 갖고 있는 항암식품이며 항노화식품이지만 먹는 방법에 주의하지 않으면 유용한 성분을 모두 다 놓치는 경우가 있다. 우선 당근의 영양분은 지용성 비타민이므로 올리브유로 요리해야 흡수가 잘 된다. 많은 사람들이 사과-당근 주스를 만들어 먹는데 이때 사과와 당근을 함께 갈아서는 안 된다. 당근에는 오이와 마찬가지로 비타민 C를 파괴하는 '아스코르비나아제'라는 효소가 있어 다른 과일이나 야채를 먹을 경우에는 이 효소의 기능을 파괴시켜야 한다. 이럴 때 맛도 변화시키지 않고 비타민 C를 보존하는 방법으로 가장 좋은 것은 당근을 간 후 감식초나 사과식초를 몇 방울 떨어뜨려서 섞은 후에 다른 야채나 과일을 갈아서 섞어 마시는 것이다. 이렇게 하면 맛도 좋고 비타민 C가 파괴되는 것을 막을 수 있어 일석이조의 효과를 얻을 수 있다. 우리 조상의 지혜가 빛을 발하는 오이냉국을 보면 오이 속에 있는 아스코르비나아제의 파괴를 막기 위해 항상 들어가는 것이 바로 식초이며 이것으로 미역에 풍부한 비타민 C의 파괴를 막을 수 있다.

바른 식사법이 암을 예방한다 ◀◀◀

음식만 잘먹어도 최고 30%까지 암을 예방할 수 있다고 했다. '잘먹는다' 고 하는 것은 좋은 음식을 먹는다는 뜻도 있지만 올바른 방법으로 먹는다는 뜻도 포함한다.

첫 번째는 무엇이든 골고루 잘먹는 것이다. 설령 발암물질을 먹었을지라도 다른 식품 속에 든 발암억제물질이 암 발생 위험을 낮춰주고 식품간에 서로 부족한 영양분을 상호 보완하기 때문이다.

두 번째는 모자란 듯 하게 먹는 것이다. 과식은 곧 비만의 원인이며, 자신도 모르는 사이에 지방도 양껏 먹게 된다. 이는 암의 절대적인 위험인자이다.

지나치게 뜨거운 음식보다는 적당히 식힌 음식이 좋다. 뜨거운 음식은 식도나 위 점막을 짓무르게 하거나 자극을 주어 식도암의 원인이 될 수 있다. 또한 음식의 탄 부분은 떼어내는 것이 좋다. 생선이나 육류의 탄 부분에는 발암물질이 들어 있기 때문이다. 야채나 레몬을 곁들여 먹으면 다소 해독이 되기는 하지만 아예 먹지 않는 것이 가장 좋은 방법이다. 햄이나 소시지와 같은 가공식품을 먹을 때에는 반드시 비타민 C를 함유한 야채와 함께 먹는 것이 좋다.

과음은 절대 해서는 안 된다. 와인에는 항산화물질인 폴리페놀이 풍부하므로 많이 마셔도 괜찮다고 하는 사람들도 있지만 이것은 소량을 마실 경우에 해당되는 일이지 와인 역시 과음을 하면 숙취와 건강을 해칠 뿐이다.

곰팡이 중에는 강력한 발암물질(아플라톡신)도 있으므로 견과류를 구입할 때에는 반드시 유통기한을 확인해야 한다.

음료수로는 당분이 많은 탄산음료나 주스보다는 직접 갈은 생과일주스나 녹차, 홍차, 커피 등이 적합하다. 특히 생과일주스의 경우 직접 갈아 바로 마시는 것이 좋은데, 과일 속에 있는 비타민 C는 공기 중에 노출되면 산화되어 효과가 많이 떨어지기 때문이다.

세 번째는 천천히 먹는 것이다. 천천히 먹는다 함은 입안에서 오래 물고 있으라는 것이 아니라 최소한 30회 이상을 씹으라는 것이다. 씹으면 씹을수록 침 속에 든 소화효소인 아밀라아제가 많이 나와 음식을 잘게 소화시켜 주며 암 예방에도 효과가 있다. 또한 턱운동을 하는 동안 뇌에 자극을 주어 치매 예방에도 많은 도움을 주며 면역력 증강에도 일조를 하게 되어 일석삼조의 효과를 누리게 된다.

한 가지 더 추가하자면 30번 이상 씹는 경우 음식물이 위 속에서 천천히 흡수되어 뇌의 포만중추를 자극하여 비만을 예방하는 효과가 있어 더욱 좋다.

02

건강식품

　여기에서 소개하는 암환자를 위한 건강식품은 모든 암환자가 낫는다고 소개하는 것은 절대 아니다. 다만 여기에 소개하는 이유는 ① 일본이나 유럽에서 최소한 5년 이상 사용되어 왔으며 임상연구상 환자에게 부작용이 없는 것, ② 임상연구나 논문을 통해서 환자들에게 어느 정도 효과가 있는 것, ③ 지나치게 가격이 비싸지 않은 것, ④ 필자의 경험상 부작용이 없고 어느 정도 효과가 있는 것 등이기 때문이다. 그리고 청즙이나 쥬와르 티 같은 것은 실제로 필자가 먹고 있기 때문에 권할 수 있는 것이다.

　하지만 아무리 좋은 건강식품이라도 개개인에 따라 차이가 있기 때문에 본인에게 맞지 않는 것은 일주일에서 2주일 안에 부작용이 나타날 수 있다. 그럴 경우에는 바로 복용을 중단하고 전문의에게 상담하는 것이 현명하다.

▶▶▶ 아베마르(밀눈 밀겨)

아베마르는 헝가리에서 개발된 밀배아(밀싹)를 발효시켜 추출한 천연물질이다. 이것은 헝가리에서 2000년 7월부터 암환자의 치료약으로 승인되었으며 미국, 유럽연합, 우리 나라 등에 특허 출원되었다. 또한 아베마르는 세계적인 과학 학술지인 「내이처(NATURE)」 영국 암학회 임상발표, 헝가리 국립암센터 임상 등에서 인증받은 식품이다.

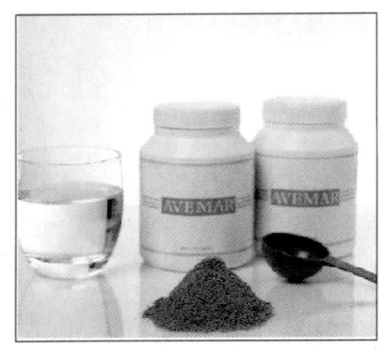

아베마르란 '신에게 감사합니다' 라는 의미로, 즉 그만큼 신이 인류에게 주신 좋은 건강식품이라는 뜻이다. 이것은 특히 임상연구 결과 암세포의 전이억제 효과가 뛰어난 것으로 나타났다.

아베마르는 첫째, 암세포가 성장하고 분화되지 않도록 만들어서 죽게 만드는데 이것은 백혈병이나 위염치료제로 알려진 글리벡과 비슷한 원리이다. 둘째, 면역세포들의 활성화를 도와주어 종양세포를 공격하도록 하는 것이다. 특히 자연살상세포가 종양세포에 잘 접근해서 죽일 수 있도록 도와주는 역할을 한다. 셋째, 항산화 작용이 있어 암을 일으키는 산화작용의 반대작용을 함으로써 종양발생을 억제하는데 중요한 역할을 한다. 발표된 논문에 의하면 가장 큰 효과를 본 환자는 간암 환자들과 비뇨기암 환자들이었으며 대장암 환자의 경우에는 생명을 연장시키는데 효과가 컸고 유방암, 위암, 피부암, 후두암 환자들에게서는 어느 정도 좋은 반응을 보인 것으로 나타났다.

이 제품은 우리 나라에 수입된 지 얼마 안 되기 때문에 아직 임상데이터는 없는 실정이나 필자가 6개월 정도 사용해본 결과 환자들에게 부작용은 없었고 특히 말기 암환자들의 고통을 덜어주고 어느 정도 생명연장 효과가 있는 것으로 보여진다. 하지만 아직은 단기간 사용했기 때문에 좀 더 장기간 사용하여 우리 나라 사람들에게도 큰 효과가 있는지 임상결과를 지켜봐야 할 것이다.

《출전》「British Journal of Cancer(2003)」 89.465~469

D-12 (버섯추출물) ◀◀◀

D-12는 일본에서 암환자 치료로 유명한 *우노 박사가 개발한 제품으로 기존의 항암식품의 대표라고 할 수 있는 AHCC(버섯균사추출물)의 단점을 보완한 것이다. 앞에서도 언급했듯이 대부분의 버섯은 수용성 다당류인 β-글루칸 종류를 포함하고 있어서 항암효과를 어느 정도 가지고 있다. AHCC는 이런 버섯들의 장점을 뽑아서 만든 훌륭한 항암식품이라 할 수 있다. AHCC는 암환자의 면역력 증가를 돕고 암세포를 억제하거나 섬멸시키는데 어느 정도 효과가 있는 것으로 일본 학회에서 많이 발표되었다. 하지만 항암효과를 지속시키는 인터루킨12(항암성 사이토카인)의 효과가 3~4개월이 지나면서 점점 감소하는 것이 가장 큰 단점이다. 인터루킨12은 백혈구가 항암세포와 싸울 때 군수물자와 같은 중요한 역할을 한다. 이것이 고갈되면 암세포와 싸우는 힘을 잃게 되는 것과 마찬가지이다.

우노 박사의 논문과 일본에서의 임상실험에 의하면 D-12는 이 단점을 보완하여 인터루킨12가 지속적으로 고갈되지 않도록 도와주는 여러 가지 물질을 함유하고 있다. 즉 백혈구가 지속적으로 암세포와 싸울 수 있도록 지원해주는 역할을 하는 셈이다. 이것 역시 우리 나라에 수입된 지 4개월 정도밖에 되지 않았으나 일본에서의 논문 결과와 임상연구 결과를 볼 때 암환자에게 어느 정도 도움이 될 수 있을 것으로 생각된다. 특히 수술이 불가능한 말기암 환자이거나 심장병이나 다른 이유로 수술을 할 수 없는 환자의 경우에는 다른 부작용이 없는 식품이므로 꾸준히 써보는 것이 도움이 될 수 있다. 단, 버섯계 추출물(버섯계 건강식품)과 같이 써야 효과가 훨씬 더 크다.

아베마르는 암의 전이 억제효과가 있어 암이 커지는 것을 막아주며 D-12는 암세포를 죽일 수 있는 능력이 어느 정도 있기 때문에 2가지를 병합해서 효과적으로 사용한다면 좋은 결과가 있을 것으로 생각된다. 단, 처음에도 언급했듯이 암 치료라는 것은 1, 2가지 식품만으로는 되는 것이 절대 아니다. 이런 식품들은 암환자를 치료하는 10가지 기둥 중에서 1, 2가지 정도를 담당하는 것으로 생각해야 한다. D-12 역시 우리 나라에서의 임상데이터가 없기 때문에 좀 더 장기간 사용하여 우리 나라 사람에게도 효과가 있는지 임상결과를 지켜보아야 할 것이다.

* 우노 카츠아키 : 의학박사. 의료법인 콤포트 병원 면역 연구 센터 이사장.

▶▶▶ 청 즙

청즙은 우리에게는 낯설지만 이웃 나라 일본에서는 녹즙만큼이나 보편화되었다. 청즙은 여러 가지 야채를 저온에서 동결건조한 후 곱게 갈아 만든 것으로 영양분의 손실이 적고 흡수율 또한 생야채보다 높다(청즙 65% 이상 〉 생야채 17% 이상).

청즙의 가장 큰 장점은 엽록소(클로로필)가 무척 풍부하다는 점이다. 엽록소는 식물이 광합성을 통해 만들어낸 탄수화물로 식물에 영양분을 공급해 먹이사슬의 기초가 된다. 인체에 들어오면 지혈작용과 상처치유작용을 하며 혈관 확장과 세포재생에도 도움이 되어 고혈압이나 암 등 만성질환 예방에 큰 도움이 된다. 특히 피 중 산소를 운반하는 헤모글로빈과 그 모습이 흡사해 '녹색 혈액'이라 불리며 실제 인체 내에서도 헤모글로빈의 역할을 수행한다.

청즙은 야채에서 즙을 짜낸 뒤 찌꺼기는 버리는 녹즙과는 달리 동결건조시킨 야채를 분말로 만들었다가 물에 타 먹는 것이므로 버리는 것이 없어 식이섬유도 충분히 섭취할 수 있다. 식이섬유는 변비를 해소할 뿐만 아니라 장 속의 당분을 흡수하고 인슐린 분비량을 조절하는 역할도 한다. 그래서 췌장의 기능도 좋아지며 발암물질과 콜레스테롤을 빨리 배출시켜 대장암 예방에도 효과가 있다 .

청즙의 재료 중 특히 주목할 것은 어린 보리의 새순(맥류약엽)과 케일이다. 보리 새싹에는 엽록소와 활성산소를 억제하는 SOD가 풍부해 혈액을 건강하게 하고 DNA를 복구해 종양이 자라는 것을 막는다. 케일은 잎이 어른 손바닥만큼이나 커서 광합성을 많이 하는 식물이다. 그만큼 엽록소가 풍부하다는 뜻이다. 잎이 큰 만큼 자외선도 많이 쬐기 때문에 자외선에 대항하는 식물성 화학물질을 많이 만들어낸다. 루틴, β-카로틴, 비타민 C, 미네랄, 유황화합물의 일종인 이소티오시아네이트 등 암 예방에 효과적인 성분들이 충분히 들어 있다. 케일 2.5g에는 양상치 5.5개 분의 식이섬유와 브로콜리 4개 분의 비타민 A, 당근 3.5개 분의 비타민 B_2, 밀감 2개 분의 비타민 C, 우유 2병 분의 칼슘이 들어 있다.

그 밖에도 당뇨병에 좋으며 우유의 27배나 되는 칼슘을 함유하고 있는 뽕잎, 고대 이집트 때부터 '왕의 허브'라 불리던 모로헤이야, 브로콜리, 파슬리, 뽀빠이 아저씨의 힘의 원천인 시금치 등에 풍부하게 들어 있다.

▶▶▶ 쥬와르 티

쥬와르 티는 아프리카에서 나는 일종의 녹차와 같은 것으로 생각하면 된다. 예전에 일본의 방송에서 일본에 있는 갖가지 좋은 차(tea)들 중에 어느 것이 가장 활성산소 제거효과가 큰 지를 실험한 적이 있었다. 그 때 쥬와르 티가 가장 효과가 큰 것으로 나타났다. 쥬와르 티의 활성산소 제거효과는 우리가 가장 잘 알고 있는 녹차의 10배 이상 뛰어난 것으로 나타났다. 앞에서 언급했듯이 현대인들은 활성산소 제거효소를 태어날 때부터 적게 가지고 태어나거나 나이가 들면서 점점 그 양이 줄어들 수밖에 없는데 매일 하루에 2~3잔씩 쥬와르 티를 마시게 되면 활성산소를 제거하는데 많은 도움을 주게 되어 암 예방효과와 더불어 노화 방지 효과도 같이 누릴 수 있다. 청즙에도 SOD가 풍부해서 활성산소 제거효과가 뛰어나지만 개인에 따라 청즙이나 녹즙을 복용하지 못하는 사람이 있는데, 이런 경우에는 녹차처럼 마시는 쥬와르 티가 도움이 많이 된다. 이것은 차이기 때문에 잠깐 며칠 동안 복용해서는 효과가 안 나타나므로 꾸준히 지속적으로 복용하는 것이 많은 도움이 된다. 활성산소가 아주 많고 활성산소 제거효소가 아주 많이 부족한 사람의 경우에는 청즙과 쥬와르 티를 같이 복용하는 것이 항암효과가 있다.

03

ANTi-CANCER

비타민

비타민(vitamine)은 '생명'을 의미하는 라틴어인 vita와 amine의 합성어로 생명 유지에 꼭 필요한 물질이란 뜻을 갖고 있다. 신체기능을 조절해 생명 유지와 성장에 꼭 필요한 물질이라는 점은 호르몬과 유사하지만 체내에서 합성되는 호르몬과는 달리 반드시 식품으로 섭취해야 한다는 차이가 있다. 체내에서 전혀 합성되지 않거나 필요한 양만큼 만들어 내지 못하기 때문이다. 그래서 몸 속에서 만들어지는가, 만들어지지 않는가에 따라 어떤 동물에게는 비타민이, 또 다른 동물에게는 호르몬이 될 수 있다. 예를 들면, 비타민 C가 그렇다. 사람에게는 비타민이지만 토끼나 쥐를 비롯한 대부분의 동물은 몸 속에서 스스로 합성할 수 있으므로 호르몬이다.

비타민은 아주 소량만 섭취해도 충분하지만 가공식품, 인스턴트 식품 위주의 현대인의 식사에서는 부족하기 쉬운 영양소이다. 게다가 만성피로와 스트레스, 대기오염과 흡연 등 현대인을 둘러싼 환경이나 습관 등도 비타민 부족을 부른다. 따라서 건강 유지와 질병 예방을 위해서는 비타민 보충제를 통해 충분히 섭취하는 것이 좋다.

비타민은 수용성 비타민과 지용성 비타민으로 나뉜다. 수용성 비타민은 과잉 섭취해도 쓰이고 남은 것은 대부분 소변으로 배설되므로 큰 부작용이 없지만, 지용성 비타민의 경우 필요 이상으로 많이 먹는 경우 체내에 쌓여 독성작용을 일으킬 수 있으므로 주의해야 한다.

▶▶▶ 지용성 비타민

비타민 A

- **왜 필요한가** : 식물에서는 β-카로틴의 형태로, 동물에서는 레티놀의 형태로 존재한다. 몸 속에서 비타민 A로 전환되어 눈의 각막, 소화기·입·호흡기의 점막을 보호하며 위에서 질산염이 아질산염으로 전환되는 것을 막는다. 활성산소를 제거하고 면역세포의 수를 증가시켜 발암물질을 억제한다.
- **용량** : 영아 - 350R.E. 소아 - 350~500R.E. 청소년 및 성인 - 600~700R.E.
- **부족할 때 생기는 질환** : 야맹증, 결막건조증, 각막연화증, 식욕부진, 각화증, 감염에 민감해짐
- **넘칠 때 생기는 질환** : 입술 및 피부건조, 피로감, 자연유산, 기형아 유발, 두통, 설사, 구역질, 다음다갈증, 식욕부진, 체중감소, 간경화, 뼈의 변화, 정제가 아닌 카로티노이드를 지나치게 많이 섭취한 경우 흡수율이 떨어져 독성효과는 거의 없으나 피부 및 손바닥·발바닥이 노랗게 변한다.

- **여기에 많다** : 당근 · 호박 · 시금치 등 녹황색 채소, 해조류, 과일류, 간, 생선간유(비타민 E, 지방, 단백질을 함께 섭취하면 비타민 A의 흡수율은 높아진다)
- **더 필요할 때** : 암환자, 특히 폐암 환자, 피부노화 방지

비타민 D

- **왜 필요한가** : 칼슘의 흡수를 도와 골격을 형성하고 세포 속의 칼슘과 인의 농도를 조절하며 인슐린 분비과정에도 관여한다. 암세포의 분화와 증식을 억제해 대장암과 결장암의 발생률을 낮추어 준다.
- **용량** : 영아 – 5~10ug 소아 – 10ug 청소년 및 성인 – 5~10ug
- **부족할 때 생기는 질환** : 어린이 – 구루병, 성인 – 골연화증
- **넘칠 때 생기는 질환** : 식욕부진, 오심, 구토, 고칼슘혈증, 고칼슘뇨증
- **여기에 많다** : 자외선을 받으면 피부에서 만들어진다. 햇볕에 말린 표고버섯, 생선의 간유, 기름진 생선, 달걀 노른자
- **더 필요할 때** : 골다공증 환자, 폐경기 여성

비타민 E(토코페롤)

- **왜 필요한가** : 체내에서 세포막을 구성하고 있는 불포화지방산의 산화로 인한 세포막 손상과 조직의 손상을 막아주는 항산화제 역할을 한다. 간 괴사를 막는 항지방간성 인자이며 적혈구막을 강화해서 빈혈을 예방하고, 성호르몬 · 아드레날린 · 코르티솔 생성 등 부신기능을 강화한다. 감염에 대한 저

항력을 높이고 전암 상태의 세포를 파괴하는 면역력을 증강시킨다.
- **용량** : 영아 – 3.0~4.0α-TE   소아 – 5.0~7.0α-TE
  청소년 및 성인 – 8.0~10.0α-TE
- **부족할 때 생기는 질환** : 생식불능, 빈혈, 간의 괴사, 근육의 발육부전, 신경의 비정상성
- **넘칠 때 생기는 질환** : 출혈, 혈액응고 지연(아스피린과 비타민 E와 함께 복용할 경우 지혈이 잘 안 되므로 주의함)
- **여기에 많다** : 참깨·콩·수수·목화씨·해바라기씨 등의 식물성 기름과 녹황색 채소, 콩류, 간유 등
- **더 필요할 때** : 암환자, 노화 방지

비타민 K

- **왜 필요한가** : 특정단백질의 생합성과 혈액응고
- **용량** : 영아 – 5~10ug   소아 – 15~30ug
  청소년 및 성인 – 남성 45~80ug, 여성 45~65ug
- **부족할 때 생기는 질환** : 혈액응고불능
- **넘칠 때 생기는 질환** : 용혈성 빈혈, 고빌리루빈혈증
- **여기에 많다** : 녹색 채소, 과일, 곡류, 우유, 고기 등
- **더 필요할 때** : 간기능 장애로 인한 출혈, 급성 출혈, 암환자의 출혈

수용성 비타민

비타민 B군

① B$_1$(티아민 : thiamine)
- **왜 필요한가** : 탄수화물과 아미노산의 소화 흡수를 돕고 신경전도에 참여하는 조효소이다.
- **용량** : 영아 – 0.2~0.4mg   남성 – 1.0~1.4mg
  소아 – 0.6~0.9mg   여성 – 1.0~1.1mg
- **부족할 때 생기는 질환** : 식욕감퇴, 피로, 체중감소, 정신불안, 각기병
- **여기에 많다** : 곡류의 배아와 콩류, 보리, 돼지고기, 맥주효모 등
- **더 필요할 때** : 정제된 곡류만 먹는 사람, 만성피로, 만성피부질환

② B$_2$(리보플라빈 : riboflavin)
- **왜 필요한가** : 탄수화물, 지방, 아미노산 대사에 필수적인 조효소이다. 면역력을 향상시키는데 중요한 역할을 하며 무산소 세포대사에서 나오는 젖산을 처리해 암세포가 싫어하는 체액인 약알칼리성으로 유지한다.
- **용량** : 영아 – 0.3~0.5mg   남성 – 1.2~1.6mg
  소아 – 0.7~1.1mg   여성 – 1.2~1.3mg
- **부족할 때 생기는 질환** : 조로성 백내장, 구각염, 구순염, 빈혈, 설염, 지루성 피부염, 안구충혈, 광선공포증, 피부병, 결막염, 백내장 등
- **여기에 많다** : 녹색 채소, 우유, 치즈, 돼지고기, 닭고기, 생선, 내장고기, 간, 달걀 등

- **더 필요할 때** : 입안에 궤양이 자주 생기는 경우

③ 니아신(Niacin)
- **왜 필요한가** : 탄수화물, 지방 대사와 세포호흡 및 스테로이드 합성대사에 참여하는 조효소이다.
- **용량** : 영아 – 2~5mg   남성 – 13~18mg
  소아 – 8~11mg   여성 – 13~14mg
- **부족할 때 생기는 질환** : 펠라그라(피부염), 식욕부진, 구토, 변비, 설사, 혀나 위점막에 염증, 피로, 불면, 우울, 기억상실
- **여기에 많다** : 육류, 닭고기, 생선, 유제품, 두류, 녹색 채소, 곡류, 난류
- **더 필요할 때** : 탱탱하고 윤기 있는 피부를 원할 때

④ 비타민 B_6
- **왜 필요한가** : 아미노기 전이효소의 조효소. 지질 및 핵산대사의 heme 및 신경전달물질의 조효소
- **용량** : 영아 – 0.1~0.4mg   남성 – 1.1~1.5mg
  소아 – 0.5~0.8mg   여성 – 1.1~1.4mg
- **부족할 때 생기는 질환** : 간질성 혼수, 피부염
- **여기에 많다** : 생선, 돼지고기, 닭고기, 난류, 동물의 내장(간·콩팥 등), 현미, 대두, 귀리
- **더 필요할 때** : 일부 아토피 피부염 환자, 중금속 중독 환자, 만성피로 환자

⑤ 엽산(Folic Acid)
- **왜 필요한가** : 임산부에게 아주 중요한 비타민이다. 아미노산과 핵산 합성에 관여하고, 세포분열, 성장, 임신 중 면역방어체계와 태아면역발달에도 관여한다.
- **용량** : 영아 – 60~70ug   남성 – 200~250ug
         소아 – 80~150ug   여성 – 200~250ug
- **부족할 때 생기는 질환** : 빈혈, 조산, 사산, 저체중아출산, 혈구의 거대적아구성이상 뇌성마비, 신경관 결함, 자궁경부 형성장애
- **여기에 많다** : 간, 엽채류, 이스트, 과일류
- **더 필요할 때** : 습관성 유산 산모나 기형아 출산 산모인 경우 임신 중에 먹는 것은 효과가 없고 임신하기 3~4개월 전부터 미리 보충을 해야 한다.

⑥ 비타민 B_{12}
- **왜 필요한가** : 뇌 척수 시신경 및 말초신경의 수초화
- **용량** : 영아 – 0.3ug   남성 – 1.7~2.4ug
         소아 – 0.8~1.4ug   여성 – 1.7~2.4ug
- **부족할 때 생기는 질환** : 거대적아구성 빈혈, 신경장애
- **여기에 많다** : 육류, 간, 생선, 우유 및 유제품, 난류
- **더 필요할 때** : 철 결핍성 빈혈이 아닌 경우에는 비타민 B_{12}를 엽산과 같이 투여하는 것이 좋다.

⑦ 판토텐산(Pantothenic acid)
- **왜 필요한가** : 아실기(aclyl group)를 활성화시키고 인체 내 지방산의 합성과 산화, 스테롤이나 스테로이드 호르몬의 합성에 관여한다.
- **용량** : 영아 – 1.8mg　　　　　남성 – 4.0~5.0mg
　　　　소아 – 2.2~3.0mg　　　　여성 – 4.0~5.0mg
- **부족할 때 생기는 질환** : 구토, 우울증, 피곤, 불면증, 근육약화, 발이 화끈거림
- **여기에 많다** : 동물성 식품, 모든 곡류, 두류
- **더 필요할 때** : 손발이 저리거나 말초신경 염증이 있을 경우

⑧ 바이오틴(Biotin)
- **왜 필요한가**: 당 신생과정, 지방산 합성과정, 측쇄아미노산 분해작용에 관여한다.
- **용량** : 영아 – 8~10ug　　　　　남성 – 30~40ug
　　　　소아 – 15~25ug　　　　여성 – 30~40ug
- **부족할 때 생기는 질환** : 탈모증, 피부 벗겨짐
- **여기에 많다** : 간, 이스트, 달걀 노른자, 콩, 곡식
- **더 필요할 때** : 대머리, 피부질환

비타민 C(Ascorbic acid)

- **왜 필요한가** : 감기 예방 및 치료에 효과가 있다. 강력한 항산화제로 산화와 환원상태를 일정하게 유지한다. 발암물질이 만들어지는 것과 암세포가 퍼지는 것을 억제해 암을 강력하게 저지한다. 신경전달물질을 합성하고 상처를 빨리 낫게 한다. 콜라겐 조직을 강화해 피부에 탄력을 주며 멜라닌 생성을 억제해 미백작용을 한다.

- **용량** : 영아 – 35mg   남성 – 70mg
          소아 – 40~60mg   여성 – 70mg

- **부족할 때 생기는 질환** : 모세혈관 파열, 근육 내장 피부의 출혈, 면역기능 감소, 체중감소, 고지혈증, 상처회복지연, 빈혈(수용성 비타민으로 지방이 많은 곳에서는 작용을 못 함)

- **여기에 많다** : 감귤, 파슬리, 포도, 레몬, 감자, 시금치, 감잎, 풋고추, 고춧잎, 피망, 케일, 양배추, 시금치, 오렌지, 키위, 딸기, 토마토 등

- **더 필요할 때** : 스트레스, 감기 등 면역기능 저하시, 아토피 피부염 환자의 경우 면역기능 향상과 피부재생에 도움이 된다. 암환자의 경우 최소한 하루 10g 이상을 먹어야 어느 정도 효과가 있다고 되어 있으나 개인마다 차이가 있다. 또한 통풍 환자나 신장결석 환자의 경우는 병을 악화시킬 수 있다. 항암 치료나 방사선 치료를 받는 기간 동안은 용량을 1g 이하로 줄이는 것이 좋다. 고용량을 쓸 경우 설사를 할 때에는 설사를 안 할 때까지 용량을 1g씩 줄여나간다.

ANTI-CANCER

04

미네랄

셀레늄(Se, Selenium)

- **왜 필요한가** : 생체 내에서 생성된 과산화수소를 분해해 세포의 손상을 방지하는 효소의 성분으로 비타민 E와 같이 강한 항산화제 역할을 한다.
- **용량** : 50~200ug
- **부족할 때 생기는 질환** : 심근병증, 구토, 피로감, 탈모증, 손톱 약화, 복통, 설사
- **여기에 많다** : 육류 내장, 해산물, 살코기, 곡류, 우유 및 유제품, 마늘, 파, 양파 등

칼슘(Ca, Calcium)

- **왜 필요한가** : 골격과 치아를 형성하고 혈액응고, 근육의 수축과 이완, 심장의 규칙적인 박동, 신경의 흥분과 자극전달 효소의 활성화 등 중요한 기능을 조절한다. 세포막 물질이동의 조절인자 혹은 세포 내 2차 메신저 역할을 하기도 한다. 단백질, 비타민 D와 함께 먹으면 칼슘 흡수가 촉진되지만 과량의 인산, 수산, 피틴산, 섬유소, 지방은 오히려 칼슘 흡수를 방해한다.
- **용량** : 영아 – 200~300mg   남성 – 700~900mg
  소아 – 500~600mg   여성 – 700~800mg
- **부족할 때 생기는 질환** : 성장 위축, 구루병, 골연화증, 골다공증
- **여기에 많다** : 우유 및 유제품, 뼈째 먹는 생선류, 해조류, 두류, 곡류, 녹색채소류

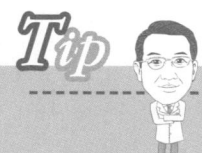

우유를 마시면 살도 빠지고 암도 예방한다

2003년 미국 테네시대학 연구팀이 발표한 바에 따르면, 칼슘을 매일 300mg씩 섭취하면 체중이 평균 2.7kg 줄어든다고 한다. 퍼듀대학 연구팀도 칼슘 섭취량이 많을수록 체중과 지방이 더 줄어든다고 발표했다. 칼슘이 지방을 태워 몸에 쌓이지 않게 하기 때문이다. 국립암연구소 저널에 실린 2건의 연구 보고서는, 칼슘을 많이 섭취하는 사람은 적게 먹는 사람에 비해 결장암 위험은 35%, 유방암 위험은 30% 낮다고 밝히고 있다.

인(P, Phosphorus)

- **왜 필요한가** : 산과 염기의 평행을 조절하며 DNA · RNA 핵산 및 인지질의 구성 요소이다. 그 밖에 탄수화물 산화와 에너지 대사에 관여한다.
- **용량** : 영아 - 100~300mg   남성 - 700~900mg
           소아 - 500~600mg   여성 - 700~800mg
- **부족할 때 생기는 질환** : 지질대사에 관여해서 피부가 건조해지고 탄력을 잃게 된다.
- **여기에 많다** : 우유 및 유제품, 육류, 어류, 곡류, 가공식품, 탄산음료

나트륨(Na, Sodium)

- **왜 필요한가** : 산과 염기의 평형조절, 세포막 전위조절, 세포막 물질 능동수송 등의 역할을 한다.
- **용량** : 75~230mg
- **부족할 때 생기는 질환** : 기력이 떨어지거나 멍한 두통 상태가 올 수 있다.
- **넘칠 때 생기는 질환** : 고혈압, 부종, 위암
- **여기에 많다** : 소금을 함유한 식품과 음료

칼륨(K, Potassium)

- **왜 필요한가** : 신경계의 자극전도, 산·염기의 평형 유지, 골격근의 수축과 이완, 혈압 유지
- **용량** : 50~200mmol
- **부족할 때 생기는 질환** : 허약증, 식욕이 없음, 오조, 무관심, 불안, 이상행동
- **여기에 많다** : 과일류, 채소류, 육류

마그네슘(Mg, Magnesium)

- **왜 필요한가** : 포도당 이용, 지방·단백질 및 핵산 합성, 근육수축, 효소 활성화
- **용량** : (미국 성인 남녀의 경우) 200~600mg
- **부족할 때 생기는 질환** : 저칼슘혈증, 신경계의 과다흥분, 만성적 테타니증, 발작증
- **여기에 많다** : 견과류, 두류, 곡류

철(Fe, Iron)

- **왜 필요한가** : 산화적 에너지 대사
- **용량** : 영아 - 2~8mg   남성 - 12~16mg
  소아 - 8~10mg   여성 - 12~16mg
- **부족할 때 생기는 질환** : 빈혈
- **넘칠 때 생기는 질환** : 산독증, 혈액성 설사와 구토, 간손상 쇼크
- **여기에 많다** : 육류, 생선, 가금류, 시금치

아연(Zn, Zinc)

- **왜 필요한가** : 생물 세포의 구성성분이며 효소의 작용과 구조에 관여한다. 단백질과 핵산 대사에 중요한 역할을 하며 성장과 생식, 식품이용률, 미각 및 시각 기능에 관여한다.
- **용량** : 영아 – 2~4mg　　　　남성 – 12mg
　　　　소아 – 6~8mg　　　　여성 – 10mg
- **부족할 때 생기는 질환** : 식욕감퇴, 미각변화, 성장지연, 피부변화, 면역기능 저하, 정력감퇴
- **넘칠 때 생기는 질환** : 위장염증, 구토, HDL콜레스테롤 저하, 면역능력 손상
- **여기에 많다** : 패류(굴), 육류, 간, 가금류, 우유류

요오드(I, Iodine)

- **왜 필요한가** : 체내 대사율을 조절하는 갑상선호르몬인 T3과 T4의 구성 성분이다.
- **용량** : 75~200ug
- **부족할 때 생기는 질환** : 유산, 사산, 기형아 출산, 크레틴병(난쟁이, 정신박약, 귀머거리, 벙어리 증세), 갑산선종
- **여기에 많다** : 해조류, 해산물

구리(Cu, Copper)

- **왜 필요한가** : 철분을 헤모글로빈 생성장소로 운반하며, ATP생성에 관여한다. 골격형성, 심장순환계 결함, 조직유지, 아연과 함께 세포의 산화적 손상을 방지한다.
- **용량** : 1.5~3.0mg
- **부족할 때 생기는 질환** : 빈혈(철분이용률 감소, 적혈구 합성저하), 백혈구 감소, 호중구 감소
- **넘칠 때 생기는 질환** : 복통, 오심, 구토, 설사, 간세포 손상, 혈뇨, 혼수, 혈관질환, 사망
- **여기에 많다** : 패류, 견과류, 두류, 곡류배아, 간 등 내장 고기, 버섯, 말린 과일, 초콜릿, 바나나, 토마토, 포도, 감자

망간(Mn, Manganese)

- **왜 필요한가** : 효소 활성화
- **용량** : 2.0~5.0mg
- **부족할 때 생기는 질환** : 선천성 기형, 관절질환, 골다공증
- **넘칠 때 생기는 질환** : 신경계 장애, 간기능 손상, 생식기능 손상, 면역기능 손상, 신장염, 췌장염
- **여기에 많다** : 도정하지 않은 곡류, 견과류, 채소, 과일

불소(F, Fluoride)

- **왜 필요한가** : 충치 예방
- **용량** : 영아 – 0.7~0.9mg   소아 및 성인 – 1.3~10mg
- **부족할 때 생기는 질환** : 충치
- **넘칠 때 생기는 질환** : 골격, 신장 및 근육과 신경기능 장애
- **여기에 많다** : 뼈째 먹는 생선류, 차 종류, 육지동물의 뼈

크롬(Cr, Chromium)

- **왜 필요한가** : 포도당 지방대사에 필수 요소이다.
- **용량** : 50~200ug
- **부족할 때 생기는 질환** : 고혈당, 당뇨, 성장저해, 혈청 콜레스테롤과 지방질의 증가
- **넘칠 때 생기는 질환** : 피부궤양증, 알레르기성 피부염, 기관지암
- **여기에 많다** : 간, 도정하지 않은 곡류, 육류

표 25 | 계절별 항암식품

	주식		부식				간식	
	곡류	어육류	채소군			지방군	과일군	
			채소류	버섯류	해조류			
봄 (3, 4, 5)	현미찹쌀 현미멥쌀 율무 보리 차조 기장 수수 약콩 흰콩 붉은팥	갈치 고등어 꽁치 삼치 잔멸치 청어	냉이, 달래, 당근, 더덕, 두릅, 돌나물, 미나리, 돌미나리, 쑥, 쑥갓, 봄배추, 시금치, 브로콜리, 신선초, 셀러리, 오이, 우엉, 양갓냉 이, 질경이, 파슬리, 깻잎, 취나물, 햇무, 상추, 양상추, 참나물, 래디쉬, 수삼, 미삼	건표고 느타리 양송이 표고	건미역 건뜸부기 김 쌈다시마 청태	참깨 참기름	금귤 (낑깡) 딸기 방울 토마토 청견	
여름 (7, 8, 9)	현미찹쌀 현미멥쌀 율무 보리 차조 기장 수수 약콩 흰콩 붉은팥 완두콩	갈치 꽁치 삼치 잔멸치 정어리 조기 참치	가지, 고구마, 근대, 깻잎, 당근, 도라지, 도토리묵, 래디쉬, 무, 부추, 브로콜리, 비름나물, 상추, 시금치, 신선초, 셀러리, 쑥갓, 아욱, 양갓냉이, 양배추, 애호박, 오이, 옥수수 적채, 취나물, 파슬리, 풋고추, 피망, 햇감자, 호박	건표고 느타리 표고	건다시마 건뜸부기 건미역 김 쌈다시마 청태	참깨 참기름	능금 산딸기 복숭아 살구 수박 천도복숭아 참외 토마토 포도 참외 풋사과	

	주 식		부 식			간 식	
	곡 류	어육류	채소군			지방군	과일군
			채소류	버섯류	해조류		
가을 (9, 10, 11)	현미찹쌀 현미멥쌀 율무 보리 차조 기장 수수 약콩	대구 명태 북어 잔멸치 청어	고춧잎, 고추, 당근, 늙은호박, 당근, 배추, 도라지, 도토리묵, 돌미나리, 메밀묵, 미나리, 브로콜리, 시금치, 신선초, 양갓냉이, 양배추, 연근, 우엉, 콩나물, 파	건표고 양송이 표고	건다시마 건뜸부기 건미역 쌈다시마 청태김	참기름 참깨	감 밀감 배 복숭아 포도
겨 울 (12, 1, 2)	현미찹쌀 현미멥쌀 율무 보리 차조 기장 수수 약콩 흰콩 붉은팥	고등어 꽁치 대구 명태 북어 상어 잔멸치 정어리 청어	감자 고구마 당근 무 미나리 배추 브로콜리 시금치 양갓냉이 우엉	건느타리 건표고	건미역 김 뜸부기 물다시마 물미역 물파래 소톨	참깨 참기름	감 귤 밀감 배 사과 연시

… ANTI-CANCER

05

혈액형별로 좋은 식품, 나쁜 식품

아주 오래 전부터 지금까지 인류는 더 나은 삶을 위해 새로운 환경을 개척하고 새로운 대상을 개발해왔다. 이러한 노력은 보다 먹을 것이 많은 환경을 찾아 이동을 하면서 시작되었다. 먹이를 찾아 생활환경이 바뀌고, 그럴 때마다 새로운 혈액형이 나타났다. 환경의 변화에 따라 소화기관과 면역체계가 변화했기 때문이다. 그래서 혈액형은 면역계나 소화기계 등에도 영향을 미친다.

혈액형을 가려내는 것은 항원과 항체이다. 항체는 위험한 박테리아 같은 이물질이 침투하는 것에 대응하며 태아의 성장에도 중요한 역할을 하고 질환에 대한 저항력과 회복력에도 많은 영향을 미친다. 따라서 이를 식생활에 응용한다면 혈액형별로 도움이 되는 것과 해가 되는 것을 가려낼 수 있다. 참고로 혈액형의 빈도는 인종에 따라 다른데 한국인의 경우 A형 34%, O형 28%, B형 27%, AB형 11% 정도이다.

인류의 이동과 혈액형의 등장

_ 인간이 먹이 사슬의 최상부에 오름(O형의 진화가 절정에 이름)
_ 수렵 · 채집에서 좀 더 진보된 농경생활로의 변화(A형 출현)
_ 아프리카에서 유럽, 아시아, 아메리카로의 이동(B형 출현)
_ 이질적인 집단들 간의 혼합(AB형 출현)

O형(Old)
: 고기 먹고 사냥하고, 사냥하고 고기 먹고

O형은 네 가지 혈액형 중 가장 오래된 혈액형이다. 수렵시대, 자연과 경쟁하며 먹이를 구해야 했던 그 시절로 거슬러 올라간다. 신체적으로 불리함에도 불구하고 무기와 도구를 이용해 먹이사슬의 최고봉에 오른 인류, 그들의 혈액형이 바로 O형이었다.

사냥으로 먹이를 구하고, 먹이를 구하기 위해 다시 사냥에 나서야 했기에 O형은 활동적이고 공격적이다. 사냥으로 얻은 동물이 주 식단이었기 때문에 소화기관이 튼튼하고 위산도 많이 분비된다. 그러므로 O형에게는 기름기 없는 쇠고기와 닭고기, 생선류 등 동물성 단백질 위주의 식단이 어울린다. 특히 나이가 들수록 관절염 등을 예방하기 위해 충분한 단백질을 섭취해야 한다. 단, 햄 · 소시지 등의 가공육은 오히려 몸에 해롭다. 육류는 한끼에 170g(삼겹살 1/4근 또는 고기 10점)을 넘지 않도록 하되 야채와 과일을 함께 먹는 것이 바람직하다.

[O형의 건강 습관]

_ 식탁에 앉아서 천천히 식사할 것
_ 체중 감량시에는 고단백 저지방 식이요법이 도움이 됨
_ 화가 나거나 술, 담배, 단 것이 먹고 싶을 때는 운동이 최고의 명약임
_ 충동적으로 일하지 않도록 주의할 것
_ 일상이 지루해지지 않도록 계획을 잘 세울 것
_ 자기만의 스트레스 해소법을 마련할 것

좋은 음식 Good food

_ 고기 : 위산이 많아 고기를 잘 소화시킴
_ 찬 물에 사는 생선(대구, 청어, 고등어 등) : 생선기름이 소화기관의 염증성 질환 (위궤양, 궤양성 대장염 등)을 예방함
_ 채소나 과일(매실, 살구, 건포도, 무화과 열매 등) : 위산과다 방지
_ 브로콜리, 시금치 : 비타민 K가 피를 깨끗하게 하고 피가 응고하는 것을 도움
_ 파인애플 주스 : 부기나 장에 가스가 차는 것을 방지
_ 다시마, 어패류 : 요오드 함유, 갑상선 호르몬 분비 증가, 대사 정상화
_ 간 : 비타민 B의 원천, 원활한 신진대사
_ 올리브유 : 심장과 동맥에 긍정적인 영향, 혈중 콜레스테롤 낮춤

나쁜 음식 Bad food

_ 빵이나 파스타 같은 곡류, 두류, 옥수수 : 렉틴이 칼로리를 에너지로 연소시키는 기능을 약하게 함. 인슐린 효능 방해, 대사속도 늦춤

_ 강낭콩, 흰 강낭콩 : 칼로리 소모 감소
_ 렌즈콩, 양배추 : 적절한 영양대사를 방해함
_ 커피 : 위산 분비를 촉진시킴
_ 버섯류, 발효된 올리브 : 알레르기 반응 촉발
_ 가지, 감자 등 : 렉틴이 관절 주위에 퇴적, 관절염 유발
_ 유제품 달걀 : 소화가 잘 안 됨, 부족한 칼슘은 보조제로 보충, 우유 대신 두유가 적합
_ 겨자잎(양배추, 콜리플라워 등) : 갑상선 호르몬의 분비를 막음

A형(Agrarian)
: 육류 NO! 채소 OK!

수렵으로 생활하던 인류는 먹을 것이 부족해지자 정착생활을 시작한다. 수렵이나 채집 없이도 안정적으로 생계를 유지할 수 있도록 농사를 짓고 가축을 기르기 시작한다. 자연히 주식은 육류가 아닌 곡류로 바뀌게 된다. 주식이 변하자 소화기관과 면역체계 역시 곡물을 소화 흡수하기 좋은 쪽으로 바뀌게 된다. A형은 그렇게 탄생한다.

주식이 달라졌으므로 A형의 성격과 신진대사는 O형과는 정반대가 된다. 육류가 O형에게는 힘의 기반인데 반해 A형은 육류를 소화시키기 못해 지방으로 축적된다. 위산 분비가 적고 소화기관이 민감하기 때문이다. 육류뿐만 아니라 유제품

또한 마찬가지이다. 그러므로 육류보다는 채식이 어울린다. 단백질 또한 고기나 유제품보다는 콩단백질이나 생선으로 섭취하는 것이 좋다. 고기를 먹을 때는 기름기가 적은 부위를 골라 먹고, 쇠고기와 같은 붉은 고기보다는 닭이나 칠면조 같은 흰색 고기가 적합하다. 생선은 적당히 섭취해도 무방하지만, 가자미와 같은 흰 살 생선은 소화관을 자극하는 렉틴이 함유되어 있어 피해야 한다.

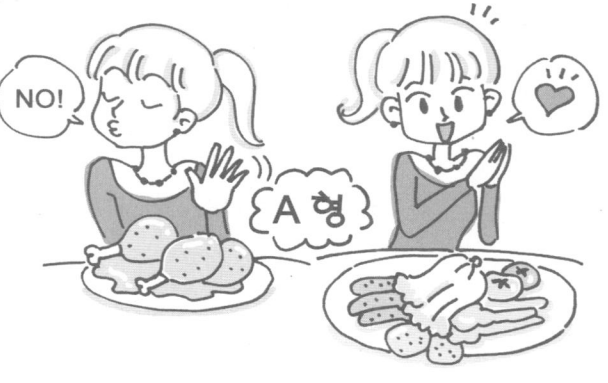

[A형의 건강 습관]

_ 밤 11시 이전에 잠자리에 들고 하루 7~8시간 정도 수면을 취할 것
_ 아침 식사에서 콩단백질을 충분히 섭취하되 육류단백질 음식은 피할 것
_ 식사는 조금씩 자주 먹을 것(하루 6끼까지 괜찮다)
_ 충분히 씹어 먹을 것
_ 화는 참지 말고 풀 것
_ 능력 이상의 일을 맡지 말 것

Good food 좋은 음식

_ 채소 : 위산 부족 예방

_ 올리브 오일 : 콜레스테롤 수치를 낮춤

_ 파인애플, 체리 : 칼로리 연소에 도움이 됨

_ 과일 : 근육 조직을 활성화시키는 곡류의 기능을 높여줌

_ 레몬즙 : 소화기관에 쌓인 점액을 배출시켜 소화능력을 도움

_ 진저 : 위산분비 촉진

_ 카모마일 허브티 : 안정 효과를 주어 스트레스 해소에 도움이 됨

_ 한 잔 정도의 적포도주, 커피나 녹차 : 위산 분비 촉진

_ 두부 : 식물성 단백질 섭취

Bad food 나쁜 음식

_ 유제품 : 신진대사를 방해함. 알레르기나 호흡기 질환이 있다면 점액 분비가 증가함. 단, 발효식품인 요구르트는 제외함

_ 육류 : 소화가 안 되고 지방으로 축적됨. 소화관의 독소 증식

_ 밀 : (많이 먹을 경우) 인슐린 효능을 방해함. 칼로리 소모가 줄어듦

_ 탄 고기, 햄 등 염장식품 : 발암물질인 아질산염이 들어 있어 위암을 유발함

_ 탄산음료 : 위산 분비를 더욱 떨어뜨림

B형(Balance)
: 균형과 재미를 찾아라

B형은 히말라야 고원의 척박한 기후에서 생겨났다. 이들은 몽골 사람들이 유목민 형태로 유라시아 대륙을 휩쓸면서 전 세계로 퍼진다. 낯선 기후와 이질적인 집단 사이에서 뛰어난 동화(同化)력을 발휘한 B형은 균형감각 또한 뛰어나다. 그리고 스트레스에 대항하는 능력 또한 뛰어나다.

춥고 메마른 초원 기후에서 비롯된 B형의 주식은 고기와 유제품이다. 이들은 네 가지 혈액형 중 음식 선택의 폭이 가장 넓다. 각각 육류와 곡류로 한정된 O형과 A형과는 달리 동물계와 식물계를 모두 아우르기 때문이다. 태생이 그러하듯 B형에게는 저지방 치즈 등 유제품이 건강에 도움이 되므로 어느 정도 섭취해도 괜찮다. 어떤 음식을 먹어도 좋은데 육류와 야채를 고루 균형 있게 섭취하는 것이 더 좋다. A형에서 금지된 유제품도 B형에게는 오히려 도움이 된다. 신진대사를 도와 체중 감소를 촉진하기 때문이다.

거친 기후 속에서 살아남고, 더 넓은 세계로 퍼져 나가 새로운 환경과 사람들에 적응해야 했던 B형은 모험가이다. 새롭고 재미있는 것을 추구하는 성격에 걸맞게 맛있는 음식을 추구하는 미식가이다.

[B형의 건강 습관]

_ 집중력을 필요로 하는 창의적인 활동에 하루 20분 이상 투자할 것
_ 골프나 테니스, 격투기, 자전거 타기, 걷기 등 자신이 좋아하는 운동을 할 것
_ 질병을 예방하기 위해 정신적 긴장을 푸는 데에 힘쓸 것

Good food 좋은 음식

_ 육류, 유제품, 시금치, 가지, 무, 피망, 바나나, 허브 티, 녹차, 주스, 순 : 신진대사 효율을 높이고, 체중을 감소시킴
_ 대구, 고등어, 정어리 등 오메가-3 지방산이 있는 원양어
_ 올리브유 : 소화 흡수를 도와줌. 이틀에 한 번, 1큰술 정도 섭취
_ 생강, 카레가루, 고추 : 신진대사를 활발하게 함
_ 유제품

Bad food 나쁜 음식

_ 옥수수, 땅콩, 메밀, 참깨, 들깨, 밀가루 : 피로나 저혈당증을 유발하는 렉틴이 들어 있어 신진대사를 저하시킴. 밀가루와 같이 먹으면 대사의 효율이 더욱 악화되어 제대로 소화가 되지 못한 채 지방으로 축적됨
_ 닭고기 : 혈류의 흐름을 방해, 심장발작이나 면역체계의 혼란을 줄 수 있음
_ 게, 바닷가재, 새우 등 갑각류

AB형(ABvanced New Type)
: 포도주가 보약

　AB형은 생긴 지 1000년이 채 안 되고 전 인구의 2~5% 밖에 안 될 정도로 드물다.

　A형 코카서스인과 B형 몽골인 사이에서 생긴 AB형은 A형과 B형의 내성을 다 물려받아 특수한 항체를 만들어 내는 면역체계를 지녔다. 그래서 알레르기 등 자가면역 장애에 걸릴 가능성은 낮아졌지만 특정 암에 걸릴 소지는 더욱 크다.

　복잡하고 불안정한 반면 가장 현대적이라고 할 수 있다. 변화하는 식생활과 환경조건에 카멜레온처럼 반응하는 한편, 열정적이고 창조적인 에너지로 스트레스에 가장 고상하게 대처한다.

　AB형은 A형과 B형의 습성을 고스란히 갖고 있다. 그만큼 변화무쌍하다는 뜻이다. 미식가가 많고 평상시 건강관리에 유난히 신경을 쓰는 편이지만, A형과는 달리 끈기와 노력이 부족해 쉽게 지치고 포기하기 쉽다. 사람을 만나는 것을 좋아하는 AB형은 외식도 잦다. 외식이 있는 날에는 식사하기 1시간 전쯤 생수를 마시고 과식을 하지 않도록 주의해야 한다.

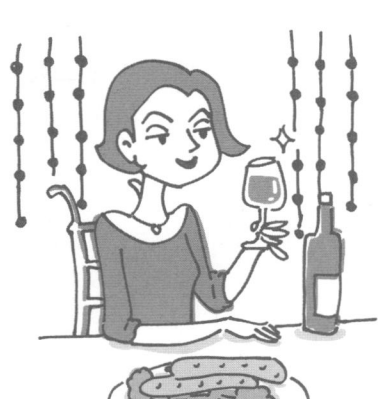

　A형과 B형에 해로운 음식은 AB형에게도 좋지 않다. 육류에 대해서는 B형처럼 적응력이 뛰어나지만, A형과 마찬가지로 위산이 많지

않아 채소와 두부를 곁들여 조금만 먹는 것이 좋다. 양고기나 칠면조고기처럼 B형에게 어울리는 육류가 몸에 이롭다.

AB형은 면역체계가 약해 암과 심장병에 걸릴 가능성이 다른 혈액형보다 높은 만큼 오이, 케일, 파슬리 등 신선한 야채를 많이 먹는 것이 좋다. 적포도주는 심혈관계에 긍정적 영향을 미친다. 매일 한 잔의 적포도주를 마시면 심장병의 위험을 낮출 수 있다.

〔AB형의 건강 습관〕
_ 상호 협조적인 생활태도를 가질 것
_ 자신만의 시간을 가질 것
_ 스스로 통제할 수 없는 일에 대한 강박감에서 벗어날 것
_ 차, 커피, 알코올 종류를 피할 것
_ 조급함과 지나친 스트레스를 피하고 금연할 것

Good food 좋은 음식

_ 알칼리성이 강한 과일(포도, 매실) : 근육조직이 알칼리성일 때 열량 연소효율이 가장 높음
_ 적포도주, 커피 위산 분비 촉진
_ 허브 티(카모마일, 진저, 로즈힙) : 면역성을 활발하게 해줌
_ 비타민 C : 산화를 방지하고 위산 분비를 촉진함
_ 로즈 계열의 허브 티
_ 양고기, 고등어, 달걀, 두부 : 단백질 공급

- 치즈, 백미, 현미, 콜리플라워, 셀러리, 오이, 레몬, 키위, 요구르트, 녹색 야채
- 두부, 어패류, 녹색 채소 : 물질대사 촉진
- 유제품, 다시마 : 인슐린 분비 촉진
- 파인애플 : 소화기능을 돕고 장 운동을 증진함

나쁜 음식 **Bad food**

- 훈제 또는 염장한 육류 : 위암이 발생할 위험이 있음
- 국수 등 밀가루 제품
- 옥수수, 메밀, 참깨 등 : 저혈당증 초래
- 버터, 쇠고기, 후추, 바나나, 오렌지
- 육류 : 소화가 안 되고 지방으로 축적됨, 소화관의 독소 증식
- 강낭콩, 리마콩 : 인슐린 효율을 방해, 대사속도를 늦춤
- 씨앗, 메밀, 옥수수
- 밀 : 물질대사기능을 떨어뜨려 칼로리 소모를 감소시킴, 인슐린 효율 방해

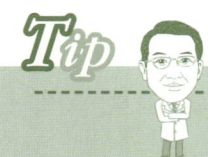

렉틴 단백질

혈액형은 유전된다. 그 유전 형질 속에는 몇 천년 전 조상들이 즐겨 먹었던 음식에 관한 기호까지 고스란히 남아 있다. 이를테면 O형은 육식을 선호하고, A형에게는 채식이, B형에게는 유제품이 어울린다는 것이다. 그런데 이런 형질은 단순한 기호를 떠나 건강에도 중요한 영향을 끼친다. 이처럼 음식과 혈액형의 관계를 보여주는 것이 바로 '렉틴 단백질' 이다. 렉틴은 음식 속에 들어 있는 여러 가지 단백질인데, 우리 몸 속에 들어오면 특정 음식의 렉틴과 특정 혈액형이 반응해 응집하는 경향이 있다. 쉽게 말해 렉틴은 접착제이다. 예를 들어 우유는 B형에게는 적합하지만 A형은 좀처럼 소화시키지 못한다. 이런 경우 우유의 렉틴이 소화기관을 거치면서, 또는 혈류 속으로 흡수되어 전신에 퍼지면서 어떤 신체기관의 혈액세포에 달라붙는다. 이처럼 세포가 응집하게 되면, 음식 알레르기나 과민성 장 증후군 등 여러 가지 신체 증상을 유발한다.

다행히도 우리 몸은 렉틴으로부터 신체를 보호할 수 있는 면역체계를 지녔다. 그래서 렉틴의 95%를 알아서 폐기한다. 문제는 5%이다. 이를 피하는 것은 그리 어렵지 않다. 자신의 혈액형에 부정적인 영향을 미치는 음식만 피해서 식단을 구성하면 된다.

참·고·문·헌

♣ 최옥병 :『암을 이겨내는 지혜 & 암 정복 성공비결』. 건강신문사, 2003
♣ 이찬영(편저) :『알기 쉬운 암의학 (상)』. 단국대학교출판부, 2002
♣ 타가카와 유조 :『식탁 위에 숨겨진 항암식품 54가지』. 동도원, 2000
♣ 장석원 :『희망을 주는 암 치료법』. 산보출판사, 2001
♣ 김평자 · 박노정 :『암을 이기는 식사관리』. 작은우리, 1998
♣ Marilyn S. Nanney, PhD, MPH, RD 外
  :『Rationale for a consistent "powerhouse" approach to vegetable and fruit messages』
♣ 국립암센터 : 한국중앙암등록사업 23차 2002년도 보고서, www.ncc.re.kr
♣ 국립암센터 : 한국인 암생존율 통계, www.ncc.re.kr
♣ 직업별 수명차이에 대한 연구, 삼육대 천성수 교수, 한국보건통계학회지 26권 1호, 2001
♣ 피터 제이 디아다모 :『내 혈액형에 꼭 맞는 즐거운 다이어트』. 디자인하우스, 1999
♣ Andrew Chevallier :『Encyclopedia of Heabal Medicine』. A Dorling Kindersley Book, 2000

가림출판사 · 가림M&B · 가림Let's에서 나온 책들

문 학

바늘구멍 켄 폴리트 지음 / 홍영의 옮김 / 신국판 / 342쪽 / 5,300원

레베카의 열쇠 켄 폴리트 지음 / 손연숙 옮김 / 신국판 / 492쪽 / 6,800원

암병선 니시무라 쥬코 지음 / 홍영의 옮김 / 신국판 / 300쪽 / 4,800원

첫키스는 얘기 말해도 될까 김정미 외 7명 지음 / 신국판 / 228쪽 / 4,000원

사미인곡 上·中·下 김충호 지음 / 신국판 / 각 권 5,000원

이내의 끝자리 박수완 스님 지음 / 국판변형 / 132쪽 / 3,000원

너는 왜 나에게 다가서야 했는지 김충호 지음 / 국판변형 / 124쪽 / 3,000원

세계의 명언 편집부 엮음 / 신국판 / 322쪽 / 5,000원

여자가 알아야 할 101가지 지혜
제인 아서 엮음 / 지창국 옮김 / 4×6판 / 132쪽 / 5,000원

현명한 사람이 읽는 지혜로운 이야기
이정민 엮음 / 신국판 / 236쪽 / 6,500원

성공적인 표정이 당신을 바꾼다
마츠오 도오루 지음 / 홍영의 옮김 / 신국판 / 240쪽 / 7,500원

태양의 법 오오카와 류우호오 지음 / 민병수 옮김 / 신국판 / 246쪽 / 8,500원

영원의 법 오오카와 류우호오 지음 / 민병수 옮김 / 신국판 / 240쪽 / 8,000원

석가의 본심 오오카와 류우호오 지음 / 민병수 옮김 / 신국판 / 246쪽 / 10,000원

옛 사람들의 재치와 웃음 강형중 · 김경익 편저 / 신국판 / 316쪽 / 8,000원

지혜의 쉼터
쇼펜하우어 지음 / 김충호 엮음 / 4×6판 양장본 / 160쪽 / 4,300원

헤세가 너에게
헤르만 헤세 지음 / 홍영의 엮음 / 4×6판 양장본 / 144쪽 / 4,500원

사랑보다 소중한 삶의 의미
크리슈나무르티 지음 / 최윤영 엮음 / 신국판 / 180쪽 / 4,000원

장자-어찌하여 알 속에 털이 있다 하는가
홍영의 엮음 / 4×6판 / 180쪽 / 4,000원

논어-배우고 때로 익히면 즐겁지 아니한가
신도희 엮음 / 4×6판 / 180쪽 / 4,000원

맹자-가까이 있는데 어찌 먼 데서 구하려 하는가
홍영의 엮음 / 4×6판 / 180쪽 / 4,000원

아름다운 세상을 만드는 사랑의 메시지 365
DuMont Monte Verlag 엮음 / 정성호 옮김 /
4×6판 변형 양장본 / 240쪽 / 8,000원

황금의 법
오오카와 류우호오 지음 / 민병수 옮김 / 신국판 / 320쪽 / 12,000원

왜 여자는 바람을 피우는가?
기젤라 룬테 지음 / 김현성 · 진정미 옮김 / 국판 / 200쪽 / 7,000원

건 강

식초건강요법 건강식품연구회 엮음 / 신재용(해성한의원 원장) 감수
가장 쉽게 구할 수 있고 경제적인 식품이면서 상상할 수 없을 정도로 뛰어난 약효를 지닌 식초의 모든 것을 담은 건강지침서! 신국판 / 224쪽 / 6,000원

아름다운 피부미용법 이순희(한독피부미용학원 원장) 지음
피부조직에 대한 기초 이론과 우리 몸의 생리를 알려줌으로써 아름다운 피부, 젊은 피부를 오래 유지할 수 있는 비결 제시! 신국판 / 296쪽 / 6,000원

버섯건강요법 김병각 외 6명 지음
종양 억제율 100%에 가까운 96.7%를 나타내는 기적의 약용버섯 등 신비의 버섯을 통하여 암을 치료하고 비만, 당뇨, 고혈압, 동맥경화 등 각종 성인병 예방을 위한 생활 건강 지침서! 신국판 / 286쪽 / 8,000원

성인병과 암을 정복하는 유기게르마늄 이상현 편저 / 카오 샤오이 감수
최근 들어 각광을 받고 있는 새로운 치료제인 유기게르마늄을 통한 성인병, 각종 암의 치료에 대해 상세히 소개. 신국판 / 312쪽 / 9,000원

난치성 피부병 생약효소연구원 지음
현대의학으로도 치유불가능했던 난치성 피부병인 건선 · 아토피(태열)의 완치요법이 수록된 건강 지침서. 신국판 / 232쪽 / 7,500원

新 방약합편 정도명 편역
자신의 병을 알고 증세에 맞춰 스스로 처방을 할 수 있고 조제할 수 있는 보약 506가지 수록. 신국판 / 416쪽 / 15,000원

자연치료의학 오홍근(신경정신과 의학박사 · 자연의학박사) 지음
대한민국 최초의 자연의학박사가 밝힌 신비의 자연치료의학으로 자연산물을 이용하여 부작용 없이 치료하는 건강 생활 비법 공개!!
신국판 / 472쪽 / 15,000원

약초의 활용과 가정한방 이인성 지음
주변의 흔한 식물과 약초를 활용하여 각종 질병을 간편하게 예방 · 치료할 수 있는 비법제시. 신국판 / 384쪽 / 8,500원

역전의학 이시하라 유미 지음 / 유태종 감수
일반상식으로 알고 있는 건강상식에 대해 전혀 새로운 관점에서 비판하고 아울러 새로운 방법들을 제시한 건강 혁명 서적!! 신국판 / 286쪽 / 8,500원

이순희식 순수피부미용법 이순희(한독피부미용학원 원장) 지음
자신의 피부에 맞는 관리법으로 스스로 피부관리를 할 수 있는 방법을 제시하고 책 속 부록으로 천연팩 재료 사전과 피부 타입별 팩 고르기.
신국판 / 304쪽 / 7,000원

21세기 당뇨병 예방과 치료법 이현철(연세대 의대 내과 교수) 지음
세계 최초 유전자 치료법을 개발한 저자가 당뇨병과 대항하여 가장 확실하게 이길 수 있는 당뇨병에 대한 올바른 이론과 발병시 대처 방법을 상세히 수록! 신국판 / 360쪽 / 9,500원

신재용의 민의학 동의보감 신재용(해성한의원 원장) 지음
주변의 흔한 먹거리를 이용해 신비의 명약이나 보약으로 활용할 수 있는 건강 지침서로서 저자가 TV나 라디오에서 다 밝히지 못한 한방 및 민간요법까지 상세히 수록!! 신국판 / 476쪽 / 10,000원

치매 알면 치매 이긴다 배오성(백상한방병원 원장) 지음
B.O.S.요법으로 뇌세포의 기능을 활성화시키고 엔돌핀의 분비효과를 극대화시켜 증상에 맞는 한약 처방을 병행하여 치매를 치유하는 획기적인 치유

법 제시.　신국판 / 312쪽 / 10,000원

21세기 건강혁명 밥상 위의 보약 생식　최경순 지음
항암식품으로, 다이어트식으로, 젊고 탄력적인 피부를 유지할 수 있게 해주는 자연식으로의 생식을 소개하여 현대인들의 건강 길라잡이가 되도록 하였다.　신국판 / 348쪽 / 9,800원

기치유와 기공수련　윤한홍(기치유 연구회 회장) 지음
누구나 노력만 하면 개발할 수 있고 활용할 수 있는 기 수련 방법과 기치유 개발 방법 소개.　신국판 / 340쪽 / 12,000원

만병의 근원 스트레스 원인과 퇴치　김지혁(김지혁한의원 원장) 지음
만병의 근원인 스트레스를 속속들이 파헤치고 예방법까지 속시원하게 제시!!　신국판 / 324쪽 / 9,500원

김종성 박사의 뇌졸중 119　김종성 지음
우리나라 사망원인 1위. 뇌졸중 분야의 최고 권위자인 저자가 일상생활에서의 건강관리부터 환자간호에 이르기까지 뇌졸중의 예방, 치료법 등 모든 것 수록.　신국판 / 356쪽 / 12,000원

탈모 예방과 모발 클리닉　장정훈 · 전재홍 지음
미용적인 측면과 우리가 일상적으로 고민하고 궁금해 하는 털에 관한 내용들을 다양하고 재미있게 예들을 들어가면서 흥미롭게 풀어간 것이 이 책의 특징.　신국판 / 252쪽 / 8,000원

구태규의 100% 성공 다이어트　구태규 지음
하이틴 영화배우의 다이어트 체험서. 저자만의 다이어트법을 제시하면서 바람직한 다이어트에 대해서도 알려준다. 건강하게 날씬해지고 싶은 사람들을 위한 필독서!　4×6배판 변형 / 240쪽 / 9,900원

암 예방과 치료법　이춘기 지음
암환자와 가족들을 위해서 암의 치료방법에서부터 합병증의 예방 및 암이 생기기 전에 알 수 있는 방법에 이르기까지 상세하게 해설해 놓은 책.　신국판 / 296쪽 / 11,000원

알기 쉬운 위장병 예방과 치료법　민영일 지음
소화기관인 위와 관련 기관들의 여러 질환을 발병 원인, 증상, 치료법을 중심으로 알기 쉽게 해설해 놓은 건강서.　신국판 / 328쪽 / 9,900원

이온 체내혁명　노보루 야마노이 지음 / 김병관 옮김
새로운 건강관리 이론으로 주목을 받고 있는 음이온을 통해 건강을 돌볼 수 있는 방법 제시.　신국판 / 272쪽 / 9,500원

어혈과 사혈요법　정지천 지음
침과 부항요법 등을 사용하여 모든 질병을 다스릴 수 방법과 우리 주변에서 흔하게 접할 수 있는 각 질병의 상황별 처치를 혈자리 그림과 함께 해설.　신국판 / 308쪽 / 12,000원

약손 경락마사지로 건강미인 만들기　고정환 지음
경락과 민족 고유의 정신 약손을 결합시킨 약손 성형경락 마사지로 수술하지 않고도 자신이 원하는 부위를 고치는 방법을 제시하는 건강 미용서.　4×6배판 변형 / 284쪽 / 15,000원

정유정의 LOVE DIET　정유정 지음
널리 알려진 온갖 다이어트 방법으로 살을 빼려고 노력했던 저자의 고통스러웠던 다이어트 체험담이 실려 있어 지금 살 때문에 고민하는 사람들이 가슴에 와 닿는 나만의 다이어트 계획을 나름대로 세울 수 있을 것이다.　4×6배판 변형 / 196쪽 / 10,500원

머리에서 발끝까지 예뻐지는 부분다이어트　신상만 · 김선민 지음
한약을 먹거나 침을 맞아 살을 빼는 방법, 아로마요법을 이용한 다이어트법, 운동을 이용한 부분비만 해소법 등이 실려서 나에게 맞는 방법을 선택하고 날씬하고 예쁜 몸매를 만들 수 있을 것이다.　4×6배판 변형 / 196쪽 / 11,000원

알기 쉬운 심장병 119　박승정 지음
심장병에 관해 심장질환이 생기는 원인, 증상, 치료법을 중심으로 내용을 상세하게 해설해 놓은 건강서.　신국판 / 248쪽 / 9,000원

알기 쉬운 고혈압 119　이정균 지음
생활 속의 고혈압에 관해 일반인들이 관심을 가지고 예방할 수 있도록 고혈압의 원인, 증상, 합병증 등을 상세하게 해설해 놓은 건강서.　신국판 / 304쪽 / 10,000원

여성을 위한 부인과질환의 예방과 치료　차선희 지음
남들에게는 말할 수 없는 증상들로 고민하고 있는 여성들을 위해 부인암, 골다공증, 빈혈 등 부인과질환을 원인 및 치료방법을 중심으로 설명한 여성건강 정보서.　신국판 / 304쪽 / 10,000원

알기 쉬운 아토피 119　이승규 · 임승엽 · 김문호 · 안유일 지음
감기처럼 흔하지만 암만큼 무서운 아토피 피부염의 원인에서부터 증상, 치료방법, 임상사례, 민간요법을 적용한 환자들의 경험담 등 수록.　신국판 / 232쪽 / 9,500원

120세에 도전한다　이권행 지음
아프지 않고 건강하게 오래 살기를 바라는 현대인들에게 우리 체질에 맞는 식생활습관, 심신 활동, 생활습관, 체질별 · 나이별 양생법을 소개. 장수하고픈 독자들의 궁금증을 풀어줄 것이다.　신국판 / 308쪽 / 11,000원

건강과 아름다움을 만드는 요가　정판식 지음
책을 보고서 집에서 혼자서도 할 수 있는 요가법 수록. 각종 질병에 따른 요가 수정체조법도 담았으며, 별책 부록으로 한눈에 보는 요가 차트 수록.　4×6배판 변형 / 224쪽 / 14,000원

우리 아이 건강하고 아름다운 롱다리 만들기　김성훈 지음
키 작은 우리 아이를 롱다리로 만드는 비법공개. 식사습관과 생활습관만의 변화로도 키를 크게 할 수 있으므로 키 작은 자녀를 둔 부모의 고민을 해결해 준다.　대국전판 / 236쪽 / 10,500원

알기 쉬운 허리디스크 예방과 치료　이종서 지음
전문가들의 의견, 허리병의 치료에서 가장 중요한 운동치료, 허리디스크와 요통에 관해 언론에서 잘못 소개된 기사나 과장 보도한 기사, 광범위함으로써 생기고 있는 사이비 의술 및 상업적인 의술을 시행하는 상업적인 병원 등을 소개함으로써 허리병을 앓고 있는 사람들에게 정확하고 올바른 지식을 전달하고자 하는 길라잡이서.　대국전판 / 336쪽 / 12,000원

소아과 전문의에게 듣는 알기 쉬운 소아과 119　신영규 · 이강우 · 최성항 지음
새내기 엄마, 아빠를 위해 올바른 육아법을 제시하고 각종 질병에 대한 치료법 및 예방법, 응급처치법을 소개.　4×6배판 변형 / 280쪽 / 14,000원

피가 맑아야 건강하게 오래 살 수 있다　김영찬 지음
현대인이 앓고 있는 고혈압, 당뇨병, 심장병 등은 피가 끈적거리고 혈관이 너덜거려서 생기는 질병이다. 이러한 성인병을 치료하려면 식이요법, 생활습관 개선 등을 통해 피를 맑게 해야 한다. 이 책에서는 피를 맑게 하기 위해 필요한 처방, 생활습관 개선법을 한의학적 관점에서 상세하게 설명하고 있다.　신국판 / 256쪽 / 10,000원

웰빙형 피부 미인을 만드는 나만의 셀프 피부건강　양해원 지음
모든 사람들이 관심 있어 하는 피부 관리를 집에서 할 수 있게 해주는 실용서. 집에서 간단하게 만들 수 있는 화장수, 팩 등을 소개하여 손안의 미용서 역할을 하고 있다.　대국전판 / 144쪽 / 10,000원

내 몸을 살리는 생활 속의 웰빙 항암 식품　이승남 지음
암=사형 선고라는 고정 관념을 깨자는 전제 아래 우리 밥상에서 흔히 볼 수 있는 먹거리로 암을 예방하며 치료하는 방법 소개. 암환자와 그 가족들에게 희망을 안겨 줄 것이다.　대국전판 / 248쪽 / 9,800원

교 육

우리 교육의 창조적 백색혁명 원상기 지음 / 신국판 / 206쪽 / 6,000원

현대생활과 체육 조창남 외 5명 공저 / 신국판 / 340쪽 / 10,000원

퍼펙트 MBA IAE유학네트 지음 / 신국판 / 400쪽 / 12,000원

유학길라잡이 Ⅰ -미국편
IAE유학네트 지음 / 4×6배판 / 372쪽 / 13,900원

유학길라잡이 Ⅱ - 4개국편
IAE유학네트 지음 / 4×6배판 / 348쪽 / 13,900원

조기유학길라잡이.com
IAE유학네트 지음 / 4×6배판 / 428쪽 / 15,000원

현대인의 건강생활
박상호 외 5명 공저 / 4×6배판 / 268쪽 / 15,000원

천재아이로 키우는 두뇌훈련 나카마츠 요시로 지음 / 민병수 옮김
머리가 좋은 아이로 키우기 위한 환경 만들기, 식사, 운동 등 연령별 두뇌 훈련법 소개. 국판 / 288쪽 / 9,500원

두뇌혁명 나카마츠 요시로 지음 / 민병수 옮김
『뇌내혁명』 하루야마 시게오의 추천작!! 어른들을 위한 두뇌 개발서로, 풍요로운 인생을 만들기 위한 '뇌'와 '몸' 자극법 제시.
4×6판 양장본 / 288쪽 / 12,000원

테마별 고사성어로 익히는 한자
김경익 지음 / 4×6배판 변형 / 248쪽 / 9,800원

生생 공부비법 이은승 지음
국내 최초 수학과외 수출의 주인공 이은승이 개발한 자기만의 맞춤식 공부학습법 소개. 공부도 하는 법을 알면 목표를 달성할 수 있다고 용기를 북돋우어 주는 실전 공부 비법서. 대국전판 / 272쪽 / 9,500원

자녀를 성공시키는 습관만들기 배은경 지음
성공하는 자녀를 꿈꾸는 부모들이 알아야 할 자녀 교육법 소개. 부모는 자녀 인생의 주연이 아님을 알아야 하며 부모의 좋은 습관, 건전한 생각이 자녀의 성공 인생을 가져온다는 내용을 담은 부모 및 자녀 모두를 위한 자기계발서. 대국전판 / 232쪽 / 9,500원

취미 · 실용

김진국과 같이 배우는 와인의 세계 김진국 지음
포도주 역사에서 분류, 원료 포도의 종류와 재배, 양조 · 숙성 · 저장, 시음법, 어울리는 요리와 와인의 유통과 소비, 와인 시장의 현황과 전망, 와인 판매 요령, 와인의 보관과 재고의 회전, '와인 양조 비밀의 모든 것'을 동영상으로 담은 CD까지, 와인의 모든 것이 담긴 종합학습서.
국배판 변형양장본(올 컬러판) / 208쪽 / 30,000원

경제 · 경영

CEO가 될 수 있는 성공법칙 101가지
김승룡 편역 / 신국판 / 320쪽 / 9,500원

정보소프트 김승룡 지음 / 신국판 / 324쪽 / 6,000원

기획대사전 다카하시 겐코 지음 / 홍영의 옮김
기획에 관련된 모든 사항을 실례와 도표를 통하여 초보자에서 프로기획맨에 이르기까지 효율적으로 활용할 수 있도록 체계적으로 총망라하였다.
신국판 / 552쪽 / 19,500원

맨손창업 · 맞춤창업 BEST 74 양혜숙 지음
창업대행 현장 전문가가 추천하는 유망업종을 7가지 주제별로 나누어 수록한 맞춤창업서로 창업예비자들에게 창업의 길을 밝혀줄 발로 뛰면서 만든 실무 지침서!! 신국판 / 416쪽 / 12,000원

무자본, 무점포 창업! FAX 한 대면 성공한다
다카시로 고시 지음 / 홍영의 옮김 / 신국판 / 226쪽 / 7,500원

성공하는 기업의 인간경영 중소기업 노무 연구회 편저 / 홍영의 옮김
무한경쟁시대에서 각 기업들의 다양한 경영 실태 속에서 인사 · 노무 관리 개선에 있어서 기업의 효율을 높이고 발전을 이룰 수 있는 원칙을 제시.
신국판 / 368쪽 / 11,000원

21세기 IT가 세계를 지배한다 김광희 지음
21세기 화두로 떠오른 IT혁명의 경쟁력에 대해서 전문가의 논리적이고 철저한 해설과 더불어 매장 끝까지 실제 사례를 곁들여 설명.
신국판 / 380쪽 / 12,000원

경제기사로 부자아빠 만들기 김기태 · 신현태 · 박근수 공저
날마다 배달되는 경제기사를 꼼꼼히 챙겨보는 사람만이 현대생활에서 부자가 될 수 있다. 언론인의 현장감각과 학자의 전문성을 접목시킨 것이 이 책의 특성! 누구나 이 책을 읽고 경제원리를 체득, 경제예측을 할 수 있게 준비된 생활경제서적. 신국판 / 388쪽 / 12,000원

포스트 PC의 주역 정보가전과 무선인터넷 김광희 지음
포스트 PC의 주역으로 급부상하고 있는 정보가전과 무선인터넷 그리고 이를 구현하기 위한 관련 테크놀러지를 체계적으로 소개.
신국판 / 356쪽 / 12,000원

성공하는 사람들의 마케팅 바이블 채수명 지음
최근의 이론을 보완하여 내놓은 마케팅 관련 실무서. 마케팅의 정보전략, 핵심요소, 컨설팅실무까지 저자의 노하우와 창의적인 이론이 결합된 마케팅서. 신국판 / 328쪽 / 12,000원

느린 비즈니스로 돌아가라 사카모토 게이이치 지음 / 정성호 옮김
미국식 스피드 경영에 익숙해져 현실의 오류를 간과하고 있는 사람들에게 어떻게 팔 것인가보다 무엇을 팔 것인가를 설명하는 마케팅 컨설턴트의 대안 제시서! 신국판 / 276쪽 / 9,000원

적은 돈으로 큰돈 벌 수 있는 부동산 재테크 이원재 지음
700만 원으로 부동산 재테크에 뛰어들어 100배 불린 저자가 부동산 재테크를 계획하고 있는 사람들이 반드시 알아두어야 할 내용을 경험담을 담아 해설해 놓은 경제서. 신국판 / 340쪽 / 12,000원

바이오혁명 이주영 지음
21세기 국가간 경쟁부문으로 새로이 떠오르고 있는 바이오혁명에 관한 기초지식을 언론사에 몸담고 있는 현직 기자가 아주 쉽게 해설해 놓은 바이오 가이드서. 바이오 관련 용어 해설 수록. 신국판 / 328쪽 / 12,000원

성공하는 사람들의 자기혁신 경영기술 채수명 지음
자기 계발을 통한 신지식 자기경영마인드를 갖추어야 한다는 전제 아래 그 방법을 자세하게 알려주는 자기계발 지침서. 신국판 / 344쪽 / 12,000원

CFO 교텐 토요오 · 타하라 오키시 지음 / 민병수 옮김
일반인들에게 생소한 용어인 CFO, 즉 최고 재무책임자의 역할이 지금까지와는 완전히 달라져야 한다. 기업을 이끌어가는 새로운 키잡이로서의 CFO의 역할, 위상 등을 일본의 기업을 중심으로 하여 알아보고 바람직한 방향을 제시한다. 신국판 / 312쪽 / 12,000원

네트워크시대 네트워크마케팅 임동학 지음
학력, 사회적 지위 등에 관계 없이 자신이 노력한 만큼 돈을 벌 수 있는 네트워크마케팅에 관해 알려주는 안내서. 신국판 / 376쪽 / 12,000원

성공리더의 7가지 조건 다이앤 트레이시·윌리엄 모건 지음 / 지창영 옮김
개인과 팀, 조직관계의 개선을 위한 방향제시 및 실천을 위한 안내자 역할을 해주는 책. 현장에서 활용할 수 있는 실용서. 신국판 / 360쪽 / 13,000원

김종결의 성공창업 김종결 지음
누구나 창업을 할 수는 있지만 아무나 돈을 버는 것은 아니다라는 전제 아래 중견 연기자로서, 음식점 사장님으로 성공한 탤런트 김종결의 성공비결을 통해 창업전략과 성공전략을 제시한다. 신국판 / 340쪽 / 12,000원

최적의 타이밍에 내 집 마련하는 기술 이원재 지음
부동산을 통한 재테크의 첫걸음 '내 집 마련'의 결정판. 체계적이고 한눈에 쏙 들어 오는 '내 집 장만 과정'을 쉽게 풀어놓은 부동산재테크서.
신국판 / 248쪽 / 10,500원

컨설팅 세일즈 Consulting sales 임동학 지음
발로 뛰는 영업이 아니라 머리로 하는 영업이 절실히 요구되는 시대 상황에 맞추어 고객지향의 세일즈, 과제해결 세일즈, 구매자와 공급자 간에 서로 만족하는 세일즈법 제시. 대국전판 / 336쪽 / 13,000원

연봉 10억 만들기 김농주 지음
연봉으로 말해지는 임금을 재테크 하여 부자가 될 수 있는 방법 제시. 고액의 연봉을 받기 위해서 개인이 갖추어야 할 실무적 능력, 태도, 마음가짐, 재테크 수단 등을 각 주제에 따라 구체적으로 제시함으로써 부자를 꿈꾸는 사람들이 그 희망을 이룰 수 있게 해준다. 국판 / 216쪽 / 10,000원

주5일제 근무에 따른 한국형 주말창업 최효진 지음
우리나라 실정에 맞는 주말창업 아이템의 제시 및 창업시 필요한 정보를 얻을 수 있는 곳, 주의해야 할 점, 실전 인터넷 쇼핑몰 창업, 표준사업계획서 등을 수록하여 지금 당장이라도 내 사업을 할 수 있게 해주는 창업 길라잡이서. 신국판 변형 양장본 / 216쪽 / 10,000원

주 식

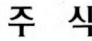

개미군단 대박맞이 주식투자 홍성결(한양증권 투자분석팀 팀장) 지음
초보에서 인터넷을 활용한 주식투자까지 필자의 현장에서의 경험을 바탕으로 각 주식 성공전략의 모든 정보 수록. 신국판 / 310쪽 / 9,500원

알고 하자! 돈 되는 주식투자 이길영 외 2명 공저
일본과 미국의 주식시장을 철저한 분석과 데이터화를 통해 한국 주식시장의 투자의 흐름을 파악함으로써 한국 주식시장에서의 확실한 성공전략 제시!! 신국판 / 388쪽 / 12,500원

항상 당하기만 하는 개미들의 매도·매수타이밍 999% 적중 노하우 강경무 지음
승부사를 꿈꾸며 와신상담하는 모든 이들에게 희망의 등불이 될 것을 확신하는 Jusicman이 주식시장에서 돈벌고 성공할 수 있는 비결 전격공개!!
신국판 / 336쪽 / 12,000원

부자 만들기 주식성공클리닉 이창희 지음
저자의 경험담을 섞어서 주식이란 무엇인가를 풀어서 써놓은 주식입문서. 초보자와 자신을 성찰해볼 기회를 가지려는 기존의 투자자를 위해 태어났다. 신국판 / 372쪽 / 11,500원

선물·옵션 이론과 실전매매 이창희 지음
선물과 옵션시장에서 일반인들이 실패하는 원인을 분석하고, 반드시 지켜야 할 투자원칙에 따라 유형별로 실전 매매 테크닉을 터득함으로써 투자를 성공적으로 할 수 있게 한 지침서!! 신국판 / 372쪽 / 12,000원

너무나 쉬워 재미있는 주가차트 홍성무 지음
주식시장에서는 차트 분석을 통해 주가를 예측하는 투자자만이 주식투자에서 성공하므로 차트에서 급소를 신속, 정확하게 뽑아내 매매타이밍을 잡는 방법을 알려주는 주식투자 지침서. 4×6배판 / 216쪽 / 15,000원

역 학

역리종합 만세력 정도명 편저 / 신국판 / 532쪽 / 10,500원
작명대전 정보국 지음 / 신국판 / 460쪽 / 12,000원
하락이수 해설 이천교 편저 / 신국판 / 620쪽 / 27,000원
현대인의 창조적 관상과 수상 백운산 지음 / 신국판 / 344쪽 / 9,000원
대운용신영부적 정재원 지음 / 신국판 양장본 / 750쪽 / 39,000원
사주비결활용법 이세진 지음 / 신국판 / 392쪽 / 12,000원
컴퓨터세대를 위한 新 성명학대전 박용찬 지음 / 신국판 / 388쪽 / 11,000원
길흉화복 꿈풀이 비법 백운산 지음 / 신국판 / 410쪽 / 12,000원
새천년 작명컨설팅 정재원 지음 / 신국판 / 492쪽 / 13,900원
백운산의 신세대 궁합 백운산 지음 / 신국판 / 304쪽 / 9,500원
동자삼 작명학 남시모 지음 / 신국판 / 496쪽 / 15,000원
구성학의 기초 문길여 지음 / 신국판 / 412쪽 / 12,000원

법률 일반

여성을 위한 성범죄 법률상식 조명원(변호사) 지음
성폭통에서 성폭력범죄까지 여성이었기 때문에 특히 말 못하고 당해야만 했던 이 땅의 여성들을 위한 성범죄 법률상식서. 사례별 법적 대응방법 제시. 신국판 / 248쪽 / 8,000원

아파트 난방비 75% 절감방법 고영근 지음
예비역 공군소장이 잘못 부과된 아파트 난방비를 최고 75%까지 줄일 수 있는 방법을 구체적인 법적 근거를 토대로 작성한 아파트 난방비 절감방법 제시. 신국판 / 238쪽 / 8,000원

일반인이 꼭 알아야 할 절세전략 173선 최성호(공인회계사) 지음
세법을 제대로 알면 돈이 보인다. 현직 공인중계사가 알려주는 합법적으로 세금을 덜 내고 돈을 버는 절세전략의 모든 것! 신국판 / 392쪽 / 12,000원

변호사와 함께하는 부동산 경매 최환주(변호사) 지음
새 상가건물임대차보호법에 따른 권리분석과 채무자나 세입자의 권리방어 기법은 제시한다. 또한 새 민사집행법에 따른 각 사례별 해설도 수록.
신국판 / 404쪽 / 13,000원

혼자서 쉽고 빠르게 할 수 있는 소액재판 김재용·김종철 공저
나홀로 소액재판을 할 수 있도록 소장작성에서 판결까지의 실제 재판과정을 상세하게 수록하여 이 책 한 권이면 모든 것을 완벽하게 해결할 수 있다. 신국판 / 312쪽 / 9,500원

"술 한 잔 사겠다"는 말에서 찾아보는 채권·채무 변환철(변호사) 지음
일반인들이 꼭 알아야 할 채권·채무에 관한 법률 사항을 빠짐없이 수록.
신국판 / 408쪽 / 13,000원

알기쉬운 부동산 세무 길라잡이 이건우(세무서 재산계장) 지음
부동산에 관련된 모든 세금을 알기 쉽게 단계별로 해설. 합리적이고 탈세가 아닌 적법한 절세법 제시. 신국판 / 400쪽 / 13,000원

알기쉬운 어음, 수표 길라잡이 변환철(변호사) 지음
어음, 수표의 발행에서부터 도난 또는 분실한 경우의 공시최고와 제권판결에 이르기까지 어음, 수표 관련 법률사항을 쉽고도 상세하게 압축해 놓은 생활법률서. 신국판 / 328쪽 / 11,000원

제조물책임법 강동근(변호사)·윤종성(검사) 공저
제품의 설계, 제조, 표시상의 결함으로 소비자가 피해를 입었을 때 제조업자가 배상책임을 겨야 하는 제조물책임 시대를 맞아 제조업자가 갖춰야 할 법률적 지식을 조목조목 설명해 놓은 법률서. 신국판 / 368쪽 / 13,000원

알기 쉬운 주5일근무에 따른 임금·연봉제 실무 문강분(공인노무사) 지음
최근의 행정해석과 판례를 중심으로 임금관련 문제를 정리하고 기업에서 관심이 많은 연봉제 및 성과배분제, 비정규직문제, 여성근로자문제 등의 이슈들과 주40시간제 법개정, 퇴직연금제 도입 등 최근의 법·시행령 개정사항을 모두 수록한 임금·연봉제실무 지침서.
4×6배판 변형 / 544쪽 / 35,000원

변호사 없이 당당히 이길 수 있는 형사소송 김대환 지음
우리 생활과 함께 숨쉬는 형사법 서식을 구체적인 사례와 함께 소개. 내 손으로 간결하고 명확한 고소장·항소장·상고장 등 형사소송서식을 작성할 수 있다. 형사소송 관련 서식 CD 수록. 신국판 / 304쪽 / 13,000원

변호사 없이 당당히 이길 수 있는 민사소송 김대환 지음
민사, 호적과 가사를 포함한 생활과 밀접한 관련이 있는 생활법률 전반을 보통 사람들이 가장 궁금해하는 내용을 위주로 하여 사례를 들어가며 아주 쉽게 풀어놓은 민사 실무서. 신국판 / 412쪽 / 14,500원

혼자서 해결할 수 있는 교통사고 Q&A 조명원(변호사) 지음
현실에서 본인이 아무리 원하지 않더라도 운명처럼 누구에게나 닥칠 수 있는 교통사고 문제를 사례, 각급 법원의 주요 판례와 함께 정리하여 일반인들도 쉽게 이해할 수 있도록 내용 구성. 신국판 / 336쪽 / 12,000원

생활법률

부동산 생활법률의 기본지식
대한법률연구회 지음 / 김원중(변호사) 감수 / 신국판 / 480쪽 / 12,000원

고소장·내용증명 생활법률의 기본지식
하태웅(변호사) 지음 / 신국판 / 440쪽 / 12,000원

노동 관련 생활법률의 기본지식
남동희(공인노무사) 지음 / 신국판 / 528쪽 / 14,000원

외국인 근로자 생활법률의 기본지식
남동희(공인노무사) 지음 / 신국판 / 400쪽 / 12,000원

계약작성 생활법률의 기본지식
이상도(변호사) 지음 / 신국판 / 560쪽 / 14,500원

지적재산 생활법률의 기본지식
이상도(변호사)·조의제(변리사) 공저 / 신국판 / 496쪽 / 14,000원

부당노동행위와 부당해고 생활법률의 기본지식
박영수(공인노무사) 지음 / 신국판 / 432쪽 / 14,000원

주택·상가임대차 생활법률의 기본지식
김운용(변호사) 지음 / 신국판 / 480쪽 / 14,000원

하도급거래 생활법률의 기본지식
김진홍(변호사) 지음 / 신국판 / 440쪽 / 14,000원

이혼소송과 재산분할 생활법률의 기본지식
박동섭(변호사) 지음 / 신국판 / 460쪽 / 14,000원

부동산등기 생활법률의 기본지식
정상태(법무사) 지음 / 신국판 / 456쪽 / 14,000원

기업경영 생활법률의 기본지식
안동섭(단국대 교수) 지음 / 신국판 / 466쪽 / 14,000원

교통사고 생활법률의 기본지식
박정무(변호사)·전병찬 공저 / 신국판 / 480쪽 / 14,000원

소송서식 생활법률의 기본지식
김대환 지음 / 신국판 / 480쪽 / 14,000원

호적·가사소송 생활법률의 기본지식
정주수(법무사) 지음 / 신국판 / 516쪽 / 14,000원

상속과 세금 생활법률의 기본지식
박동섭(변호사) 지음 / 신국판 / 480쪽 / 14,000원

담보·보증 생활법률의 기본지식
류창호(법학박사) 지음 / 신국판 / 436쪽 / 14,000원

소비자보호 생활법률의 기본지식
김성천(법학박사) 지음 / 신국판 / 504쪽 / 15,000원

처세

성공적인 삶을 추구하는 여성들에게 우먼파워
조안 커너·모이라 레이너 공저 / 지창영 옮김
사회의 여성을 향한 냉대와 편견의 벽을 깨뜨리고 성공적인 삶을 이루려는 여성들이 갖추어야 할 자세 및 삶의 이정표 제시!! 신국판 / 352쪽 / 8,800원

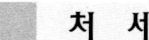 **이익이 되는 말 話 손해가 되는 말** 우메시마 미요 지음 / 정성호 옮김
직장이나 집안에서 언제나 주고받는 일상의 화제를 모아 실음으로써 대화의 참의미를 깨닫고 비즈니스를 성공적으로 이끌기 위한 대화술을 키우는 방법 제시!! 신국판 / 304쪽 / 9,000원

성공하는 사람들의 화술테크닉 민영욱 지음
개인간의 사적인 대화에서부터 대중을 위한 공적인 강연에 이르기까지 어떻게 말하고 어떻게 스피치를 할 것인가에 관한 지침서.
신국판 / 320쪽 / 9,500원

부자들의 생활습관 가난한 사람들의 생활습관
다케우치 야스오 지음 / 홍영의 옮김
경제학의 발상을 기본으로 하여 사람들이 살아가면서 생활에서 생각해 볼 수 있는 이익을 보는 생활습관과 손해를 보는 생활습관을 수록. 독자 자신에게 맞는 생활습관의 기본 전략을 설계할 수 있도록 제시.
신국판 / 320쪽 / 9,800원

코끼리 귀를 덮긴 원숭이-히딩크식 창의력을 배우자 강충인 지음
코끼리와 원숭이의 우화를 히딩크의 창조적 경영기법과 리더십에 대비하여 자기혁신, 기업혁신을 꾀하는 창의력 개발법을 제시.
신국판 / 208쪽 / 8,500원

성공하려면 유머와 위트로 무장하라 민영욱 지음
21세기에 들어 새로운 추세를 형성하고 있는 말 잘하기. 이러한 추세에 맞추어 현재 스피치 강사로 활약하고 있는 저자가 말을 잘하는 방법과 유머와 위트를 만들고 즐기는 방법을 제시한다. 신국판 / 292쪽 / 9,500원

동소평의 오뚝이전략 조창남 편저
중국 역사상 정치·경제·학문 등의 분야에서 최고 위치에 오른 리더들의 인재활용, 상황 극복법 등 처세 전략·전술을 통해 이 시대의 성공인으로 자리매김하는 해법 제시. 신국판 / 304쪽 / 9,500원

노무현 화술과 화법을 통한 이미지 변화 이현정 지음
현재 불교방송에서 활동하고 있는 이현정 아나운서의 화술 길라잡이서. 노무현 대통령의 독특한 화술과 화법을 통해 리더로서, 성공인으로서 갖추어야 할 화술 화법을 배우는 화술 실용서. 신국판 / 320쪽 / 10,000원

성공하는 사람들의 토론의 법칙 민영욱 지음
다양한 사람들의 다양한 욕구를 하나로 응집시키는 수단으로 등장하고 있는 토론에 관해 간단하고 쉽게 제시한 토론 길라잡이서.
신국판 / 280쪽 / 9,500원

사람은 칭찬을 먹고산다 민영욱 지음
현대에서 성공하는 사람으로 남기 위해서는 남을 칭찬할 줄도 알아야 한다. 성공하는 사람이 되기 위해서 알아야 할 칭찬 스피치의 기법, 특징 등을 실생활에 적용해 설명해놓은 성공처세 지침서. 신국판 / 268쪽 / 9,500원

사과의 기술 김농주 지음
미안하다는 말에 인색한 한국인들에게 "I' sorry."가 성공을 위한 처세 기법으로 다가온다. 직장, 가정 등 다양한 환경에서 사과 한마디의 의미, 기능을 알아보고 효율성을 가진 사과가 되기 위해 갖추어야 할 조건을 제시한다. 신국판 변형 양장본 / 200쪽 / 10,000원

취업 경쟁력을 높여라 김농주 지음
각 기업별 특성 및 취업 정보 분석과 예비 취업자의 능력 개발, 자신의 적성에 맞는 직종과 직장을 잡는 법을 상세하게 수록. 신국판 / 280쪽 / 12,000원

명 상

명상으로 얻는 깨달음 달라이 라마 지음 / 지창영 옮김
티베트의 정신적 지도자이자 실질적 지도자인 달라이 라마의 수많은 가르침 가운데 현대인에게 필요해지고 있는 안내에 대한 이야기.
국판 / 320쪽 / 9,000원

어 학

2진법 영어 이상도 지음
2진법 영어의 비결을 통해서 기존 영어학습 방법의 단점을 말끔히 해소시켜 주는 최초로 공개되는 고효율 영어학습 방법. 적은 시간을 투자하여 영어의 모든 것을 획기적으로 향상시킬 수 있는 비법을 제시한다.
4×6배판 변형 / 328쪽 / 13,000원

한 방으로 끝내는 영어 고제윤 지음
일상생활에서의 이야기를 바탕으로 하는 영어강의로 영어문법은 재미없고 지루하다고 생각하는 이 땅의 모든 사람들의 상식을 깨면서 학습 효과를 높이기 위한 공부방법을 제시하는 새로운 영어학습서.
신국판 / 316쪽 / 9,800원

한 방으로 끝내는 영단어 김승엽 지음 / 김수경·카렌다 감수
일상생활에서 우리가 무심코 던지는 영어 한마디가 당신의 영어수준을 드러낸다는 사실을 깨닫게 하는 영어 실용서. 풍부한 예문을 통해 참여어를 배우겠다는 사람, 무역업이나 관광 안내업에 종사하는 사람, 영어권 나라로 이민을 가려는 사람들에게 많은 도움을 줄 것이다.
4×6배판 변형 / 236쪽 / 9,800원

해도해도 안 되던 영어회화 하루에 30분씩 90일이면 끝낸다
Carrot Korea 편집부 지음
온라인과 오프라인을 넘나들면서 영어학습자들의 각광을 받고 있는 린다의 현지 생활 영어 수록. 교과서에서 배울 수 없었던 생생한 실생활 영어를 90일 학습으로 모두 끝낼 수 있다. 4×6배판 변형 / 260쪽 / 11,000원

바로 활용할 수 있는 기초생활영어 김수경 지음
다양한 상황에 대처할 수 있도록 인사나 감정 표현, 전화나 교통, 장소 및 기타 여러 사항에 관한 기초생활영어를 총망라. 신국판 / 240쪽 / 10,000원

바로 활용할 수 있는 비즈니스영어 김수경 지음
해외 출장시, 외국의 바이어 접견시 기본적으로 사용할 수 있는 상황별 센텐스를 수록하여 해외 출장 준비 및 외국 바이어 접견을 완벽하게 끝낼 수 있게 했다. 신국판 / 252쪽 / 10,000원

생존영어55 홍일록 지음
살아 있는 영어를 익힐 수 있는 기회 제공. 반드시 알아야 할 핵심 센텐스를 저자가 미국 현지에서 겪였던 황당한 사건들과 함께 수록, 재미도 느낄 수 있다. 신국판 / 224쪽 / 8,500원

필수 여행영어회화 한현숙 지음
해외로 여행을 갔을 때 원어민에게 바로 통할 수 있는 발음 수록. 자신 있고 당당한 자기 표현으로 즐거운 여행을 할 수 있도록 손안의 가이드 역할을 해줄 것이다. 4×6판 변형 / 328쪽 / 7,000원

필수 여행일어회화 윤영자 지음
가깝고도 먼 나라라고 흔히 말해지는 일본을 제대로 알기 위해 노력하는 사람들에게 손안의 가이드 역할을 하는 실전 일어회화집. 일어 초보자들을 위한 한글 발음 표기 및 필수 단어 수록. 4×6판 변형 / 264쪽 / 6,500원

필수 여행중국어회화 이은진 지음
중국에서의 생활이나 여행에 꼭 필요한 상황별 회화, 반드시 알아야 할 1500여 개의 단어에 한자병음과 우리말 표기를 원음에 가깝게 달아 놓았으므로 든든한 도우미가 되어 줄 것이다. 4×6판 변형 / 256쪽 / 7,000원

영어로 배우는 중국어 김승엽 지음
중국으로 여행을 가거나 출장을 가는 사람들이 알아두어야 할 기초 생활 회화와 여행 회화를 영어, 중국어 동시에 익힐 수 있게 내용을 구성.
신국판 / 216쪽 / 9,000원

필수 여행스페인어회화 유연창 지음
은행, 병원, 교통 수단 이용하기 등 외국에서 직접적으로 맞닥뜨리게 되는 상황을 설정하여 바로바로 도움을 받을 수 있게 간단한 회화를 한글 발음 표기와 같이 수록하여 손안의 도우미 역할을 해줄 것이다.
4×6판 변형 / 288쪽 / 7,000원

바로 활용할 수 있는 홈스테이 영어 김형주 지음
일반 가정생활, 학교생활에서 꼭 알아야 할 상황별 회화·문법·단어를 수록, 유학생활 동안 원어민 가족과 살면서 영어를 좀더 쉽게 배울 수 있도록 알려주는 안내서. 신국판 / 184쪽 / 9,000원

레포츠

수열이의 브라질 축구 탐방 삼바 축구, 그들은 강하다 이수열 지음
축구에 대한 관심만으로 각 나라의 축구팀, 특히 브라질 축구팀에 애정을 가지고 브라질 축구팀의 전력 및 각 선수들의 장단점을 나름대로 분석하고 연구하여 자신의 의견을 피력하고 있는 축구 길라잡이서.
신국판 / 280쪽 / 8,500원

마라톤, 그 아름다운 도전을 향하여
빌 로저스·프리실라 웰치·조 헨더슨 공저 / 오인환 감수 / 지창영 옮김
마라톤에 입문하고자 하는 초보 주자들을 위한 마라톤 가이드서. 올바르게 달리는 법, 음식 조절법, 달리기 전 준비운동, 주자에게 맞는 프로그램 짜기, 부상 예방법을 상세하게 설명하고 있다. 4×6배판 / 320쪽 / 15,000원

퍼팅 메커닉 이근택 지음
감각에 의존하는 기존 방식의 퍼팅은 이제 그만!! 저자 특유의 과학적 이론을 신체근육 운동학에 접목시켜 몸의 무리를 최소한으로 덜고 최대한의 정확성과 거리감을 갖게 하는 새로운 퍼팅 메커닉 북.
4×6배판 변형 / 192쪽 / 18,000원

아마골프 가이드　정영호 지음
골프를 처음 시작하는 모든 아마추어 골퍼를 위해 보다 쉽고 빠르게 이해할 수 있는 내용으로 구성된 아마골프 레슨 프로그램서.
4×6배판 변형 / 216쪽 / 12,000원

인라인스케이팅 100%즐기기　임미숙 지음
인라인 스케이팅을 안전하고 재미있게 즐길 수 있도록 알려주는 인라인 스케이팅 지침서. 각 단계별 동작을 한눈에 알아볼 수 있도록 세부 동작별 일러스트 수록.　4×6배판 변형 / 172쪽 / 11,000원

배스낚시 테크닉　이종건 지음
현재 한국배스스쿨에서 강사로 활약하고 있는 아마추어 배스 낚시꾼이 중급 수준의 배스 낚시꾼들이 자신의 실력을 한 단계 업그레이드 시킬 수 있도록 루어의 활용, 응용법 등을 상세하게 해설.　4×6배판 / 440쪽 / 20,000원

나도 디지털 전문가 될 수 있다!!!　이승훈 지음
깜찍한 디자인과 간편하게 휴대할 수 있다는 장점 때문에 새로운 생활필수품으로 자리를 잡아가고 있는 디카·디캠을 짧은 시간 안에 쉽게 배울 수 있도록 해놓은 초보자를 위한 디카·디캠길라잡이서.
4×6배판 / 320쪽 / 19,200원

스키 100% 즐기기　김동환 지음
스키 인구의 확산 추세에 따라 스키의 기초 이론 및 기본 동작부터 상급의 기술까지 단계별 동작을 전문가의 동작사진을 곁들여 내용 구성.
4×6배판 변형 / 184쪽 / 12,000원

태권도 총론　하웅의 지음
우리의 국기 태권도에 관한 실용 이론서. 지도자가 알아야 할 사항, 태권도장 운영이론, 응급처치법 및 태권도 경기규칙 등 필수 내용만 수록.
4×6배판 / 288쪽 / 15,000원

건강하고 아름다운 동양란 기르기　난마을 지음
동양란 재배의 첫걸음부터 전시회 출품까지 동양란의 모든 것 수록. 동양란의 구조·특징·종류·감상법, 꽃대 관리·꽃 피우기·발색 요령 등 건강하고 아름다운 동양란 만들기로 구성.　4×6배판 변형 / 184쪽 / 12,000원

수영 100% 즐기기　김종만 지음
물 적응하기부터 수영용품, 수영과 건강, 응용수영 및 고급 수영기술에 이르기까지 주옥 같은 수중촬영 연속사진으로 자세히 설명해 주는 수영기법 Q&A.　4×6배판 변형 / 248쪽 / 13,000원

애완견114　황양원 엮음
애완견 길들이기, 애완견의 먹거리, 멋진 애완견 만들기, 애완견의 질병 예방과 건강, 애완견의 임신과 출산, 애완견에 대한 기타 관리 등 애완견을 기를 때 반드시 알아야 할 내용 수록.　4×6배판 변형 / 228쪽 / 13,000원

건강을 위한 웰빙 걷기　이강옥 지음
건강 운동으로서 많은 사람들의 관심을 모으고 있는 걷기운동을 상세하게 설명. 걷기시 필요한 장비, 올바른 걷기 자세를 설명하고 고혈압·당뇨병·비만증·골다공증 등 성인병과 관련해 걷기운동을 했을 때 얻을 수 있는 효과를 수록하여 성인병을 예방하고 치료할 수 있도록 하였다.
대국전판 / 280쪽 / 10,000원

우리 땅 우리 문화가 살아 숨쉬는 옛터　이형권 지음
우리나라에서 가장 가보고 싶은 역사의 현장 19곳을 선정, 그 터에 어린 조상의 숨결과 역사적 증언을 만날 수 있는 시간 제공. 맛있는 집, 찾아가는 길, 꼭 가봐야 할 유적지 등 핵심 내용 선별 수록.
대국전판 올컬러 / 208쪽 / 9,500원

아름다운 산사　이형권 지음
우리나라의 대표적인 산사를 찾아 계절 따라 산사가 주는 이미지, 산사가 안고 있는 역사적 의미를 되새겨 본다. 동시에 산사를 찾음으로써 생활에 찌든 현대인들이 삶의 활력을 되찾는 시간을 갖게 한다.
대국전판 올컬러 / 208쪽 / 9,500원

골프 100타 깨기　김준모 지음
읽고 따라 하기만 해도 100타를 깰 수 있는 골프의 전략·전술의 비법 공개. 뛰어난 골프 실력은 올바른 그립과 어드레스에서 비롯됨을 강조한 초보자를 위한 실전 골프 지침서.　4×6배판 변형 / 136쪽 / 10,000원

내 몸을 살리는
생활 속의 웰빙 항암 식품

2004년 7월 26일 제1판 1쇄 발행
2011년 9월 20일 제1판 7쇄 발행

지은이/이승남
펴낸이/강선희
펴낸곳/가림출판사

등록/1992. 10. 6. 제4-191호
주소/서울시 광진구 구의동 57-71 부원빌딩 4층
대표전화/458-6451   팩스/458-6450
홈페이지 http://www.galim.co.kr
e-mail galim@galim.co.kr

값 9,800원

ⓒ 이승남, 2004

저자와의 협의하에 인지를 생략합니다.
무단 복제 · 전재를 절대 금합니다.

ISBN 978-89-7895-171-5 13510

가림출판사 · 가림M&B · 가림Let's 의 홈페이지(http://www.galim.co.kr)에 들어오시면 가림출판사 · 가림M&B · 가림Let's 의 신간도서 및 출간 예정 도서를 포함한 모든 책들을 만나실 수 있습니다.
온라인 서점을 통하여 직접 도서 구입도 하실 수 있으며 가림 홈페이지 내에서 전국 대형 서점들의 사이트에 링크하시어 종합 신간 안내 및 각종 도서 정보, 책과 관련된 문화 정보를 받아보실 수 있습니다.
또한 홈페이지 방문시 회원으로 가입하시면 신간 안내 자료를 보내드립니다.